U0350223

人兽共患病科普系列

人兽共患病之微生物类传染病问与答

主编 郭杨 邵靓 周莉媛

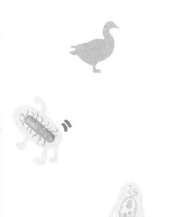
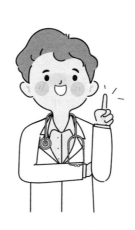

四川科学技术出版社

图书在版编目（CIP）数据

人兽共患病之微生物类传染病问与答 / 郭杨, 邵靓,
周莉媛主编. —— 成都 : 四川科学技术出版社, 2023.8
ISBN 978-7-5727-1105-3

Ⅰ.①人… Ⅱ.①郭… ②邵… ③周… Ⅲ.①人畜共
患病 – 防治 – 问题解答 Ⅳ.①R535-44②S855.99-44

中国国家版本馆CIP数据核字（2023）第146807号

人兽共患病之微生物类传染病问与答
RENSHOUGONGHUANBING ZHI WEISHENGWU LEI CHUANRANBING WEN YU DA

主　　编	郭　杨　邵　靓　周莉媛
出 品 人	程佳月
策划组稿	钱丹凝
责任编辑	万亭君
封面设计	筱　亮
责任出版	欧晓春
出版发行	四川科学技术出版社

成都市锦江区三色路238号　邮政编码 610023
官方微博 http: //weibo.com/sckjcbs
官方微信公众号 sckjcbs
传真 028-86361756

成品尺寸	145 mm × 210 mm
印　　张	5.5　字数 100 千
印　　刷	四川华龙印务有限公司
版　　次	2023年8月第1版
印　　次	2024年1月第1次印刷
定　　价	39.80元

ISBN 978-7-5727-1105-3

邮购: 成都市锦江区三色路238号新华之星A座25层　邮政编码: 610023
电话: 028-86361770

编 委 会

主　编：郭　杨　邵　靓　周莉媛
副主编：张　毅　陈　冬　梁璐琪
编　委：按姓氏笔画排序

杨天俊	兽医师	四川省动物疫病预防控制中心
邱明双	兽医师	四川省动物疫病预防控制中心
何宗伟	兽医师	稻城县农牧农村和科技局
张 恺	医师	四川省疾病预防控制中心
张 毅	正高级兽医师	四川省动物疫病预防控制中心
张代芬	正高级兽医师	四川省动物疫病预防控制中心
张孟思	兽医师	四川省动物疫病预防控制中心
陈 冬	高级兽医师	四川省动物疫病预防控制中心
陈 敏	高级兽医师	泸州市现代农业发展促进中心
陈 斌	推广研究员	四川省动物疫病预防控制中心
陈弟诗	正高级兽医师	四川省动物疫病预防控制中心
陈科竹	本科	内蒙古农业大学
邵 靓	正高级兽医师	四川省动物疫病预防控制中心
罗 毅	兽医师	四川省动物疫病预防控制中心
周莉媛	高级兽医师	四川省动物疫病预防控制中心
侯 巍	正高级兽医师	四川省动物疫病预防控制中心
姚 佳	正高级畜牧师	雅安市农业农村局养殖业发展中心
翁 周	高级兽医师	四川省动物疫病预防控制中心
高 露	兽医师	四川省动物疫病预防控制中心
郭 杨	副研究员	四川省疾病预防控制中心
梁璐琪	高级兽医师	四川省动物疫病预防控制中心
谢嘉宾	正高级兽医师	四川省动物疫病预防控制中心
蔡冬冬	正高级兽医师	四川省动物疫病预防控制中心
裴超信	正高级兽医师	四川省动物疫病预防控制中心
漆 琪	主任医师	四川省疾病预防控制中心

序

2016 年，习近平总书记在全国卫生与健康大会上指出："要坚定不移贯彻预防为主方针，坚持防治结合、联防联控、群防群控，努力为人民群众提供全生命周期的卫生与健康服务。要重视重大疾病防控，优化防治策略，最大程度减少人群患病。"2020 年，习近平总书记在主持召开中央全面深化改革委员会第十二次会议时指出："预防是最经济最有效的健康策略。要坚决贯彻预防为主的卫生与健康工作方针，坚持常备不懈，将预防关口前移，避免小病酿成大疫。"

拥有健康的人民意味着拥有更强大的综合国力和可持续发展能力。如果疾病控制不力、传染病流行，不仅人民生活水平和质量会受到重大影响，而且社会会付出沉重代价。重视重大疾病防控是保障人民健康的关键一环。

在人类社会发展长河中，传染病始终是重大威胁。人兽共患病是现代传染病的主要类型之一。历史上，对人类危害严重的几次传染病大流行，几乎都是从动物传播到人类的。从导致上千万人死亡的西班牙大流感，到全世界大流行的鼠疫，再到家养的小鹦鹉带来的致命的鹦鹉热，以及SARS疫情等等，每次疫情的暴发都令人猝不及防，并且导致社会恐慌。

生物、环境、社会和文化因素加剧了人兽共患病的蔓延，并且促使人兽共患病的发生与流行模式在不断变化。随着医学科学的进步，特别是现代流行病学和传染病学的发展，大大地延长了人类的寿命，提高了人类的生活质量。但是，面对威胁人类健康和生命的传染病，特别是人兽共患病，人类还是有太多的未知需要去探索。未来，人类与人兽共患病、与各种病毒和各种病原体的斗争还将长期持续下去。科学研究和科学普及是我们与之斗争的两个强有力的拳头，缺一不可。

《人兽共患病之微生物类传染病问与答》一书采用通俗易懂的语言，给大众介绍了人兽共患微生物类传染病的相关科普知识，包括病毒、细菌、衣原体、立克次氏体以及螺旋体等的流行病学和防治知识等，比如：流行性乙型脑炎的传染源是什么，禽流感和流感有什么关系，狂犬病的传播途径是什么，疯牛病一般通过什么途径传播，猪链球菌病的防控措施有哪些，流行性乙型脑炎的传染源是什么，等等。希望这本科普书能为大众普及人兽共患病之微生物类传染病的知识，从而树立科学的防控观念；同时能给更多投身于人兽共患病防控的专业人员提供助力。相信它的出版和发行必将为人类战胜人兽共患病发挥重要而有益的作用。

是为序。

2024 年 1 月

前　言

　　传染病早于人类存在于自然界，对人类社会有重要影响，同时也是决定人类生存的一个因素。人兽共患病是现代传染病的主要类型之一，并以新现和再现形式发生，在可预见的将来也将是这样。历史上，对人类危害严重的几次传染病大流行，基本都是从动物传播到人类的，如鼠疫、天花、禽流感、SARS 等。近年来，人兽共患病的发病率在我国呈上升趋势，如 1997 年香港暴发的 H5N1 型禽流感，2003 年的 SARS，2009 年的甲型 H1N1 流感，2013 年的 H7N9 型禽流感，2014 年广东的登革热，2015 年的中东呼吸综合征，以及 2016 年寨卡病毒的输入性感染等等。而世界上的新现人兽共患病在我国及周边国家也已有发生，如猴痘。人兽共患病可能造成重大的社会灾难和恐慌，以及巨大的经济损失，对人类的威胁正在加大。人兽共患病已成为影响全球的重大公共卫生问题，也愈来愈引起人们的普遍关注。

流行病学家卡尔文·施瓦布曾说"世界上只有一种医学"，借以警醒世人，人类与动物相互依存，人类与动物的健康和疾病密切相关。

那么，哪些微生物类传染病属于人兽共患病？它们从哪里来？又是如何致病和传播的？我们在日常生活中应该如何预防人兽共患微生物类传染病？一系列关于人兽共患微生物类传染病的科普知识迫切需要被大众所知晓。为此我们收集相关文献资料，编写了这本科普图书。希望这本科普书能抛砖引玉，为广大群众普及人兽共患微生物类传染病的知识，树立科学的防控观念；同时让更多的专业人员投身于人兽共患病的防控工作中，护佑大众健康。

我们把人兽共患微生物类传染病有关的科学知识以简单的问答方式告诉读者，激发读者的阅读兴趣，引导读者用科学的方法面对疫情。本书简述了人兽共患微生物类传染病，包括病毒、细菌以及衣原体、立克次体、螺旋体等的概念、危害、流行病学、防治知识等相关科普知识，融科学性、知识性、教育性于一体。希望大家看完这本书后，能够了解与人兽共患微生物类传染病相关的知识，提高对人兽共患病的预防意识和能力，用更科学的方法防控疾病、健康生活。

　　本书在编写过程中，得到了四川省动物疫病预防控制中心、四川省疾病预防控制中心和科研机构有关专家、学者的大力支持，在此向他们表示诚挚的感谢。在编写过程中我们参考了很多论著和中外资料，但限于篇幅，未能在书中全部列出，在此向这些出版者和作者表示感谢。限于学识，书中难免存在疏漏、错误，尚祈读者予以指正。

编者

2024 年 1 月

目　录

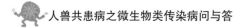

第一章　人兽共患微生物类传染病概论

　　导读：人兽共患微生物类传染病主要包括：病毒性人兽共患病、细菌性人兽共患病、支原体性人兽共患病、衣原体性人兽共患病、立克次体性人兽共患病、螺旋体性人兽共患病、真菌性人兽共患病等。这些传染病不仅影响人类健康，危害畜牧业安全生产，造成经济损失，还影响到正常的社会生活和秩序，甚至给社会发展带来灾难。

第一节　人兽共患微生物类传染病的概念

1. 什么是病原微生物？

病原微生物是指可以侵犯机体，引起感染甚至传染病的微生物。病原微生物中，以细菌和病毒对人体的危害最大。

2. 什么是传染病？

传染病（infectious diseases）是指病原微生物（病毒、细菌、支原体、衣原体、立克次体、螺旋体、真菌等）和寄生虫感染人或动物后产生的有传染性、可能造成流行的疾病。我国法定传染病共 41 种，分为甲、乙、丙 3 类，甲类 2 种，乙类 28 种，丙类 11 种。此外，还包括中华人民共和国国家卫生健康委员会（简称国家卫健委）按照甲类管理开展应急监测报告的传染病和决定列入乙类、丙类传染病管理的其他传染病。

3. 什么是微生物类传染病?

由微生物(病毒、细菌、支原体、衣原体、立克次体、螺旋体、真菌等)感染引起的传染病叫作微生物类传染病。

4. 什么是人兽共患病?

世界卫生组织(WHO)和联合国粮食及农业组织(FAO)将人兽共患病定义为:"人类和脊椎动物由共同病原体引起的、在流行病学上有关联的疾病。"人兽共患病主要由细菌、病毒和寄生虫这三大类病原体生物引起,人类人兽共患病病原体主要来源于人类饲养、驯化的畜禽和野生脊椎动物。

目前全世界已知的微生物类传染病有200多种、寄生虫病有150多种,其中,属于人兽共患病的有200多种,对人类危害严重的有90多种,曾在世界范围内造成重大损失的约有30种。

5. 微生物类人兽共患病包括哪些?

微生物类人兽共患病包括病毒性人兽共患病、细菌性人兽共患病、支原体性人兽共患病、衣原体性人兽共患病、立克次体性人兽共患病、螺旋体性人兽共患病、真菌性人兽共患病。

6. "人兽共患病"和"人畜共患病"是一样的吗?

不一样。人畜共患病是一种传统的提法,指人类与饲养的畜禽之间自然传播的疾病。但是 20 世纪 70 年代以来,全球范围新现和再现传染病有 60 多种,其中半数以上是人兽共患病,即人类不仅仅与饲养的畜禽之间存在共患疾病,而且与野生脊椎动物之间也存在不少共患疾病,后者甚至在凶险程度上甚于前者。于是,1979 年WHO 和 FAO 将"人畜共患病"这一概念扩大为"人兽共患病",即人类和脊椎动物之间自然感染与传播的疾病。

7. 新修订的《人畜共患传染病名录》包括哪些微生物类人兽共患病?

人兽共患病严重影响人民群众身体健康和畜牧业高质量发展,根据《中华人民共和国动物防疫法》有关规定,农业农村部于 2022 年 6 月对原《人畜共患传染病名录》进行了修订(农业农村部公告 第 571 号)。新修订的人畜共患传染病名录中,微生物类人兽共患病包括:牛海绵状脑病、高致病性禽流感、狂犬病、炭疽、布鲁氏菌病、沙门菌病、牛结核病、日本脑炎(流行性乙型脑炎,简称乙脑)、猪链球菌 2 型感染、钩端螺旋体病、马鼻疽、李氏杆菌病、类鼻疽、鹦鹉热、Q 热、尼帕病毒性脑炎。

(周莉媛、杨晶、阳爱国)

第二节 人兽共患微生物类传染病的危害

1. 人兽共患微生物类传染病对人类健康有哪些危害?

(1)可导致人类死亡。鼠疫是历史上危害最严重的人兽共患微生物类传染病，曾发生过三次大流行，仅公元542年就死亡约1亿人；2003年，严重急性呼吸综合征（又称传染性非典型肺炎，SARS）在我国暴发，中国内地累计病例5 327人，死亡349人；狂犬病发病后通常导致急性脑炎或脑膜炎，病死率接近100%，据估计，狂犬病流行于全球150多个国家，每年造成约59 000人死亡，其中95%的病例发生在非洲和亚洲。

（2）可持续感染、终生不愈。以布鲁氏菌病为例，近年来受布鲁氏菌威胁的人口约有3.5亿，每年新发病人数为5 000～6 000人。人感染后表现为长期发热、多汗、关节痛、肝脾肿大，以及生殖系统、肌肉—骨骼系统和中枢神经系统的严重并发症等，严重者甚至丧失劳动力。布鲁氏菌病在急性期是可以治愈的，一旦转为慢性，治愈难度较大，也可能终生不愈。

（3）可致残。以乙脑为例，其主要分布在亚洲远东和东南亚地区，经蚊传播，多发生于7—9月，10岁以下儿童发病率最高。乙脑尚无特效治疗药物，临床上主要依靠积极对症治疗和支持治疗。乙脑起病急、病情发展较快，早期症状以发热、精神萎靡、嗜睡、食欲缺乏、头痛等为主，随着病情进展可能会出现高热、意识障碍、抽搐等表现，严重者出现呼吸衰竭，重症病例常因累及中枢神经系统留有后遗症，如失语、肢体瘫痪、意识障碍、精神失常及痴呆等。

2. 人兽共患微生物类传染病对畜牧业和经济有哪些危害？

人兽共患微生物类传染病严重危害畜牧业安全生产，不仅造成大批畜禽死亡、畜禽生产性能下降、畜禽及其产品无害化处理等直接损失，在疫情发生后还可能因采取控制、消灭和贸易限制措施引起畜产品滞销，对畜禽及其产品价格造成持续性影响，带来巨大的间接经济损失。

世界银行 2006 年 1 月 13 日报告，在与 WHO、FAO 等机构沟通后估算，若全球禽流感疫情持续 1 年，造成的经济损失约 8 000 亿美元。亚洲开发银行评估，2003 年 SARS 疫情在全球造成约 300 亿美元的经济损失，其中亚洲就有约 280 亿美元的损失，中国当年 GDP 至少降低 0.8%。

3. 人兽共患微生物类传染病对社会有哪些危害？

（1）严重影响社会秩序。人兽共患微生物类传染病暴发时，可给社会发展带来巨大的灾难，直接影响到正常的社会生活和秩序。1994年，印度的苏拉特市暴发了鼠疫，初期造成30余人死亡，导致30多万人逃离该市，印度全境陷入持续的恐慌和动荡不安，各国也纷纷采取了对印度的限制措施。2003年我国暴发SARS疫情，严重影响了正常的国际交往和国际贸易。同年新加坡航空SARS疫情引发民众的心理恐慌，国内生产生活秩序被严重扰乱，严重影响社会稳定。

（2）生物恐怖的威胁。生物恐怖指恐怖分子利用生物战剂来制造恐怖事件，扰乱社会秩序。少量的生物战剂即可造成某些烈性传染病传播，导致人和动物的突发疾病或死亡，经济严重损失，具有强大的惊恐效应。有多种人兽共患微生物类传染病病原体可以作为生物恐怖袭击武器，例如鼠疫耶尔森菌、炭疽芽孢杆菌和布鲁氏菌。

（张毅、陈斌、刘力铭）

第三节　人兽共患微生物类传染病的分类

1. 人兽共患微生物类传染病按病原体种类如何分类?

目前，人兽共患病最常用的分类方法是按病原体进行分类。人兽共患微生物类传染病根据病原体种类不同，可以分为以下 6 类。

（1）由细菌引起的人兽共患微生物类传染病，如鼠疫、布鲁氏菌病、沙门菌病、炭疽、链球菌病、结核病等。

（2）由病毒引起的人兽共患微生物类传染病，如流行性出血热、SARS、狂犬病、疯牛病、禽流感等。

（3）由衣原体引起的人兽共患微生物类传染病，如鹦鹉热等。

（4）由立克次体引起的人兽共患微生物类传染病，如 Q 热等。

（5）由真菌引起的人兽共患微生物类传染病，如真菌性皮肤病、隐球菌病、曲霉菌病等。

（6）由螺旋体引起的人兽共患微生物类传染病，如钩端螺旋体病、莱姆病、蜱传回归热等。

2. 人兽共患微生物类传染病按病原体储存宿主性质如何分类？

人兽共患微生物类传染病根据病原体储存宿主性质不同，可以分为以下 3 类。

（1）动物源性人兽共患微生物类传染病：病原体来源于动物，主要在动物中传播，偶尔感染人，人感染后往往成为死亡终端，失去继续传播的机会，如狂犬病、鼠疫、布鲁氏菌病、痢疾等。

（2）人源性人兽共患微生物类传染病：病原体来源于人类，通常在人与人之间传播，偶尔感染动物，动物感染后往往成为死亡终端，失去继续传播的机会，如人型结核等。

（3）双源性人兽共患微生物类传染病：病原体既可来源于人类，也可来源于动物，病原体可在人与人之间、动物与动物之间及人与动物之间传播，人和动物互为传染源，如炭疽、钩端螺旋体病和葡萄球菌病等。

3. 人兽共患微生物类传染病按病原体的生活史如何分类？

人兽共患微生物类传染病根据病原体生活史不同，可以分为以下 3 类。

（1）直接传播性人兽共患微生物类传染病：病原体通过与宿主直接接触或间接接触（通过媒介物或媒介昆虫

机械性传递）感染传播的人兽共患病，主要感染途径是皮肤、黏膜、消化道、呼吸道等。病原体在传播过程中很少或没有增殖，也没有经过必要的发育阶段，如结核病、布鲁氏菌病、狂犬病、流行性出血热等。

（2）媒介传播性人兽共患微生物类传染病：指病原体的生活史必须由脊椎动物和无脊椎动物共同参与才能完成的人兽共患微生物类传染病。无脊椎动物作为传播媒介，病原体在其体内完成必要的发育阶段或增殖到一定数量才能传播给易感脊椎动物，如鼠疫、乙脑、登革热等。

（3）腐生性人兽共患微生物类传染病：指病原体的生活史需要有一种脊椎动物宿主和一种非动物性的滋生地或储存者（如有机物、泥土和植物等）才能完成的人兽共患微生物类传染病。病原体在非动物性物体上繁殖或发育后，经皮肤或呼吸道侵入宿主，如破伤风、炭疽、气性坏疽等。

（邵靓、邢坤、王英）

第二章　由病毒引起的人兽共患传染病

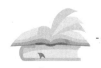

　　导读： 由病毒引起的人兽共患病种类繁多，较难诊治，如高致病性禽流感、狂犬病、疯牛病等。这些人兽共患病不仅影响了人类健康，也给国家经济造成了影响，不利于社会和谐发展。我们只有正确客观地认识和了解它们，才能有效地预防或消除它们。下面我们就一起走进病毒性人兽共患病的世界，来看看它们的真面目。

第一节　高致病性禽流感

1. 什么是高致病性禽流感?

禽流感（Avian influenza，AI）是由禽流感病毒（Avian influenza virus，AIV）引起的一种在禽（家禽和野禽）间广泛传播的重大动物传染病。根据病毒的致病性和毒力不同，可将禽流感分为高致病性禽流感、低致病性禽流感和无致病性禽流感。高致病性禽流感是世界动物卫生组织法定报告动物疫病，《中华人民共和国传染病防治法》将人感染高致病性禽流感列为乙类传染病。高致病性禽流感是一种人兽共患的急性传染病，引起禽类感染具有潜伏期短、起病急、病死率高等特点，人感染后病死率较高，近年来也有许多野生哺乳动物感染的情况。禽流感病毒属于正粘病毒科流感病毒属，其基因组为分节段的单股负链RNA。按照病毒表面凸起蛋白血凝素（H）和神经氨酸酶（N）的抗原性不同，可将禽流感病毒分为不同的亚型。

目前共发现 16 种 H 亚型和 9 种 N 亚型，其中 H5 和 H7 亚型具有高致病性，属于高致病性禽流感。

2. 高致病性禽流感与禽流感和流感有什么关系？

从病原体来说高致病性禽流感、禽流感以及流感都是由流感病毒引起的。流感病毒分为甲（A）、乙（B）、丙（C）、丁（D）四型，禽流感属于甲型流感病毒，而高致病性禽流感病毒属于禽流感病毒中致病性较强的亚型。

3. 高致病性禽流感的流行特点有哪些？

高致病性禽流感在禽间传播力强，可通过直接接触和空气飞沫导致禽类大面积感染。高致病性禽流感也可以通过消化道和呼吸道进入人体，但对人的传染力较弱。从流行时间来看，高致病性禽流感一年四季均可发生，但在春季和冬季多发。不同种类、不同日龄的禽类均可感染高致病性禽流感，且发病急，传播快，死亡率可达 100%，相较于禽类，人类对高致病性禽流感的易感性则较弱。

4. 高致病性禽流感的传染源有哪些？

高致病性禽流感的传染源包括：病禽及其粪便、羽毛、血液、呼吸道分泌物和被病禽污染的环境等。高致病性禽流感在人与人之间的传播非常少见，即人不能作为继发传染源。

5. 人感染高致病性禽流感后有哪些症状？

人感染高致病性禽流感的潜伏期一般为 7 天，患者表现为流感样症状。早期主要表现为发热、咳嗽、少痰，可伴有头痛、咽痛、腹泻以及肌肉酸痛等全身症状，体温一般在 39℃以上。重症患者病情进展迅速，可在 3 ~ 7 天发展为重症肺炎，出现呼吸困难、咯血痰等症，并可快速发展为急性呼吸窘迫综合征、脓毒症、感染性休克，甚至多器官衰竭导致死亡。

6. 禽类感染高致病性禽流感后有哪些症状？

感染高致病性禽流感的禽类通常没有特定的症状，主要表现为突然发病。病禽在短时间内可出现体温骤升、食欲减少、精神沉郁、羽毛松乱，冠髯和肉垂水肿、发绀，脚鳞或有出血；产蛋禽类出现产蛋量突然下降，软蛋壳、畸形蛋增多；鸭、鹅等水禽可见腹泻和神经症状，粪便呈白色或淡黄色，有时也可见角膜发红、充血、有分泌物，甚至失明；大面积感染可出现大批禽死亡，数天内死亡率可超过 90%。

7. 人感染了高致病性禽流感怎么治疗？

人感染高致病性禽流感后的治疗原则主要是采取隔离治疗、对症支持治疗、营养支持治疗和抗病毒治疗。

隔离治疗：为防止病毒扩散和病情恶化应及时对感染高致病性禽流感的病人采取隔离治疗，为病人提供一个更适合治疗的环境。同时对疑似感染者和密切接触者也应该采取隔离措施，以防止病毒扩散。

对症支持治疗：病人应卧床休息，多饮水，饮食清淡，适当补充营养和静脉补液；可采用缓解鼻黏膜充血药、止咳祛痰药、解热镇痛药等缓解相应症状，需要注意儿童避免使用阿司匹林等水杨酸类退烧药以免引起脑病合并内脏脂肪变性综合征（又称瑞氏综合征，Reye 综合征）；重症患者要监测血氧饱和度和氧分压，对有呼吸困难的病人要给予氧疗，在必要时应辅助呼吸通气治疗。

营养支持治疗：根据病人整体的营养状况，综合参考患者的尿量、血电解质、血糖、血浆蛋白含量等一般情况，适当给予体液、人血白蛋白、氨基酸或进行静脉高营养治疗；重症患者记录每天的出入量和监测中心血压，并注意保护心、肝、肾等重要脏器的功能。

抗病毒治疗：抗病毒药物应在发病 48 小时内使用，可减轻发热和全身症状。抗病毒治疗应根据患者情况选择神经氨酸酶抑制剂类抗流感药物，如奥司他韦、扎米那韦等，首选奥司他韦。离子通道 M2 阻滞剂类抗流感药物，如金刚烷胺和金刚乙胺，由于流感病毒已对其产生耐药，不推荐使用。

8. 禽类感染高致病性禽流感后应采取哪些措施？

（1）封锁与消毒：发现有禽类感染高致病性禽流感应立即划定疫点、疫区，进行封锁、扑杀、无害化处理所有病禽和病死禽，对禽舍、道路和用具可选用甲醛、含氯消毒剂或碱类制剂等进行彻底消毒。

（2）隔离区管理：在疫区外围一定范围设立隔离区，隔离区内所有禽类全部进行禽流感疫苗紧急免疫，同时做好隔离、消毒工作。

（3）疫区人员管理：疫区内人员应严格做好个人防护，佩戴 N95 口罩，防止感染禽流感病毒，同时应减少人员和车辆的流动，防止病毒扩散。

（4）严格管理病死禽类：对病死禽类不食用、不销售、不转运并进行无害化处理。

（5）野禽监测：做好野禽监测，必要时应驱散野禽，避免病家禽与野禽接触导致病毒扩散。

9. 如何预防人感染高致病性禽流感？

（1）不在家中饲养禽类，不购买活禽。

（2）接触病禽或病人应做好个人防护，要佩戴口罩和手套。另外，从事养殖、宰杀、加工、销售禽类及其制品的从业人员要做好个人防护工作：正确佩戴口罩、手套，穿防护服。

（3）保持良好的个人卫生习惯，勤洗手、多通风，在进食或触摸口、鼻、眼睛前，可选择含酒精的洗手液洗手。

（4）食用禽肉要彻底煮熟，不食生的或半生的禽肉或蛋类及相关食品，处理禽肉的生、熟砧板应分开。

（5）对于有高致病性禽流感病禽接触史的高风险人群可适当服用抗病毒药物预防干预。

（6）平时应合理膳食、适当运动、充足休息，提高自身免疫力。

10. 高致病性禽流感有疫苗预防吗？

目前尚无人用高致病性禽流感疫苗。禽类可以使用兽用重组禽流感病毒（H5+H7）三价灭活疫苗，疫苗随病毒变异而更新，目前的三价灭活疫苗包括 H5N6 H5-Re13 株＋H5N8 H5-Re14 株＋ H7N9 H7-Re4 株。及时有效地对家禽接种疫苗可以有效阻断高致病性禽流感病毒在禽间的流行，减少疫病对家禽养殖造成的经济损失并保护长期与禽类接触的高风险人群不被感染。

（冯玉亮）

第二节 狂犬病

1. 什么是狂犬病?

狂犬病是由狂犬病病毒感染引起的人兽共患中枢神经系统疾病,以恐水、畏光、吞咽困难、狂躁等临床表现为主要特征,《中华人民共和国传染病防治法》将其归为乙类传染病,是迄今为止人类病死率最高的急性传染病,病死率高达100%。

2. 狂犬病的传染源是什么?

一般来说,狂犬病患者不是传染源,不形成人与人之间的传播,主要是动物之间的传播或由动物传播到人。感染狂犬病的犬是我国人感染狂犬病的主要传染源,少量为猫。目前,犬、狼、狐狸、猪、猫、鼠等都是我国已发现的狂犬病病毒宿主动物,也有被鼬獾等野生动物咬伤致病的报告。

3. 人感染狂犬病的传播途径是什么？

狂犬病病毒主要通过咬伤传播，也可由带病毒犬的唾液经抓伤、舔伤的黏膜和皮肤入侵。近年研究发现，狂犬病病毒还可以通过呼吸道、消化道、器官移植、胎盘感染等途径传播。

（1）通过皮肤黏膜传播。绝大多数狂犬病病例为犬咬（抓）伤后通过皮肤黏膜感染所致。另外，手部伤口或破损的口腔黏膜接触狂犬病患者唾液，被病毒污染物刺伤皮肤等，也可导致感染。

（2）通过呼吸道传播。在空气中带有高浓度狂犬病病毒的环境中，可通过气溶胶的吸入感染。例如，进入携带狂犬病病毒的蝙蝠栖居的洞穴内探险，可通过呼吸道感染狂犬病病毒。

（3）通过消化道传播。生食患狂犬病死亡动物的肉，可通过破损的口腔黏膜和消化道造成双重感染。

（4）通过器官移植传播。我国已有报道因接受狂犬病患者的器官移植感染狂犬病病毒，导致受供者患狂犬病死亡的病例。

（5）通过胎盘传播。有文献报道感染者怀孕时狂犬病病毒有可能通过胎盘导致婴儿感染。

4. 哪些人容易感染狂犬病？

不同年龄、性别、职业人群普遍对狂犬病病毒具有易感性。由于我国男性青壮年农民接触犬类等狂犬病宿主动物的机会较高，所以发病率也较高。

5. 人感染狂犬病后有哪些症状？

人狂犬病分为两种临床类型：狂躁型和麻痹型。

狂躁型是我国最常见的类型。其临床表现为：在愈合的伤口及其神经支配区有痒、痛、麻及蚁走等异常感觉。随之出现高度兴奋、恐水、怕风、阵发性咽肌痉挛和交感神经兴奋症状，如流涎、吐沫、多汗、心率加快、血压增高等。逐渐发生全身迟缓性瘫痪，最终因呼吸、循环衰竭而死亡。

麻痹型在我国较为少见。其临床表现为：初始多为高热、头痛、呕吐及咬伤处疼痛等，无兴奋和恐水症状，亦无咽喉痉挛和吞咽困难等表现。随后出现四肢无力、麻痹症状，麻痹多开始于肢体被咬处，然后呈放射状向四周蔓延。部分或全部肌肉瘫痪，咽喉肌、声带麻痹而失音，所以也被称作"哑狂犬病"。

6. 犬只感染狂犬病后有哪些症状？

犬只患狂犬病后，从发病到死亡主要经历三个时期：前驱期、兴奋期、麻痹期。

前驱期：持续 1 ~ 3 天。有轻度异常表现，易怒且不能辨别主人呼唤，对外界刺激高度惊慌。

兴奋期：持续 2 ~ 3 天。主要表现为高度兴奋，性情狂暴，对人和动物有强烈的攻击欲望。面部表现出特殊的斜视和惶恐，狂吠不止。同时开始出现意识障碍、反射紊乱、流涎等症状。

麻痹期：一般持续 1 ~ 2 天。此期会有下颌、咽喉以及尾部肌肉的麻痹，进而出现躯干和四肢的肌肉麻痹，最终呼吸衰竭而亡。

7. 哪些实验室诊断方法可以发现是否感染狂犬病？

直接荧光抗体法（DFA）或反转录－聚合酶链反应

（RT-PCR）（检测患者唾液、脑脊液或颈后带毛囊的皮肤组织样本中的狂犬病病毒抗原或核酸）、细胞培养法（从患者唾液、脑脊液等样本中分离狂犬病病毒）、脑组织检测（见于尸检脑组织样本，DFA 或 RT-PCR 法）等。

8. 哪些方法可以治疗狂犬病？狂犬病可以治愈吗？

到目前为止，狂犬病是所有传染病中最凶险的病毒性疾病，一旦发病，病死率几乎 100%。目前狂犬病的治疗并无特效药物，基本治疗手段是对症支持治疗。

9. 狂犬病那么可怕，该怎么预防？

接种狂犬病疫苗可有效预防狂犬病的传播和发病。

饲养犬只应强制接种狂犬病疫苗。《中华人民共和国动物防疫法》第三十条规定，单位和个人饲养犬只，应当按照规定定期免疫接种狂犬病疫苗，凭动物诊疗机构出具的免疫证明向所在地养犬登记机关申请登记。简而言之，犬只的饲养者必须为其定期免疫接种狂犬病疫苗，动物诊疗机构具体承担免疫接种工作。

人的暴露前免疫，一般是指与犬、猫以及其他野生动物有较多接触的人员或直接从事狂犬病病毒相关工作的实验室人员，在未被动物致伤或未开展狂犬病病毒相关工作之前，进行的预防性狂犬病疫苗接种。当然，其他前往狂犬病高发地区工作以及旅游的人群，都可进行暴露前免疫接种。

此外，规范的狂犬病暴露后预防处置是预防狂犬病发生的有效方法。

10. 狂犬病暴露后如何进行预防处置?

人被犬、猫等狂犬病宿主动物咬、抓伤之后，凡不能确定伤人动物健康状态的，均需进行暴露后处置。狂犬病暴露后的预防处置主要包括伤口有效冲洗、彻底清创和紧急接种。必要时联合注射狂犬病免疫球蛋白。

（1）有效冲洗是指用肥皂水或清水反复、彻底冲洗伤口至少15分钟。具体操作如下。

①首先使用一定压力的流动清水（自来水）冲洗伤口。

②用20%的肥皂水或其他弱碱性清洁剂清洗伤口。

③重复第①、②步至少15分钟。

④用生理盐水（或清水）将伤口洗净，然后用无菌脱脂棉将伤口处残留液吸尽，避免在伤口处残留肥皂水；清洗较深伤口时，应用注射器或高压脉冲器械深入伤口深部进行灌注清洗，做到全面、彻底。

（2）彻底清创、消毒处理是指如果伤口碎烂组织较多，应首先清除创口内碎烂的组织，同上彻底冲洗后，用2%～3%碘伏或75%酒精擦涂伤口。只要未伤及大血管，尽量不要缝合，也不应包扎。

（3）紧急接种是指狂犬病暴露后接种狂犬病疫苗。由于狂犬病几乎是100%致死性疾病，因此妊娠期、哺乳期妇女、新生儿、婴儿、儿童、老年人或同时患有其他疾病等情况，都不能成为接种疫苗的禁忌，只要不能确定伤人动物是健康的，均应尽早接种狂犬病疫苗。

依据WHO狂犬病专家咨询委员会建议，对于狂犬病Ⅲ级暴露者，应在对伤口进行彻底清洗清创基础上，接种疫苗，并在伤口周围浸润注射被动免疫制剂，以阻止病毒进入神经组织，从而获得快速保护作用。另外，对于免疫功能严重低下的暴露者，即使为Ⅱ级暴露，也应联合应用被动免疫制剂。

11. 人用狂犬病疫苗有哪些种类?

（1）神经组织疫苗。其始于 19 世纪的法国，但因存在较高风险、接种剂次较多、副反应较多等问题，WHO 已于 2004 年宣布全球停止神经组织疫苗的生产和使用，其已在狂犬病预防中完全退出了历史舞台。

（2）禽胚疫苗。自 1984 年正式生产使用，疫苗效果提高，不良反应减少，但接种次数仍较多。

（3）细胞培养疫苗。我国狂犬病疫苗目前绝大多数为细胞培养疫苗。

12. 人用狂犬病疫苗的免疫程序具体是什么?

目前在中国主要的免疫程序是"5 针法"和"2-1-1 免疫程序"。

"5 针法"即在暴露后的第 0、3、7、14、28 天各接种 1 剂，共接种 5 针。

"2-1-1 免疫程序"需接种 3 次，共接种 4 针，全程 3 周。具体程序为暴露后第 0 天分别在左、右上臂三角肌各接种 1 剂，此后于第 7 天和第 21 天，分别再接种 1 剂。

13. 人们去哪儿可以接种狂犬病疫苗呢？

社区医院及一般综合性医院均设置有狂犬病暴露预防处置门诊，必要时可前往进行疫苗接种。

14. 动物用狂犬病疫苗有哪些种类？

世界范围内动物用狂犬病疫苗的种类主要有弱毒活疫苗、灭活疫苗以及载体重组狂犬疫苗。目前应用的国产动物用狂犬病疫苗有弱毒活疫苗和灭活疫苗两种。

15. 动物用狂犬病疫苗的免疫程序具体是什么？

狂犬病疫苗首次免疫时间应该不早于 12 周龄，一般为幼犬满 3 个月后，打第一针狂犬疫苗，21 天后打第二针，45 天后打第三针，以后每年进行一次加强免疫。兽医站、宠物医院均可进行接种。

（李伟）

第三节　流行性乙型脑炎

1. 什么是流行性乙型脑炎?

流行性乙型脑炎简称乙脑，为人兽共患的自然疫源性疾病，因首先发现于日本，故又称日本脑炎，是一种由流行性乙型脑炎病毒（乙脑病毒）感染所引起急性中枢神经系统传染病，在我国乙脑属于法定乙类传染性疾病。

乙脑病毒是具有包膜的单股正链 RNA 病毒，呈球形，系黄病毒科黄病毒属。人在被携带乙脑病毒的蚊虫叮咬后，病毒首先在局部或区域淋巴结内完成复制，随后可通过血液侵入中枢神经系统，引起相应的临床症状。乙脑病毒在自然环境下生存能力较弱，在 37℃以上的环境下存活时间较短，可被乙醇、乙醚、碘酊及氯仿等常用消毒剂迅速灭活。

2. 乙脑的传染源是什么?

被乙脑病毒感染的动物均是本病的主要传染源,常见的有猪、羊、牛、马等家畜,鸡、鸭、鹅等家禽以及鸟类。其中幼猪的自然感染率最高,感染后血液中病毒浓度高,病毒血症期持续时间长,是乙脑的主要传染源。

此外乙脑病毒可在被感染的蚊虫体内增殖,被感染的蚊虫可终生带病毒,并可经卵传代,或携带病毒过冬,因此蚊虫不仅是乙脑的传播媒介,也是乙脑病毒的储存宿主。另外鸟类也是乙脑的主要传染源,同时也是乙脑病毒的扩增宿主。此外,鸟类活动范围较广,这也是乙脑病毒可以跨区域传播的可能因素之一。

3. 乙脑的传播途径有哪些?

乙脑为虫媒介导的传染性疾病,被携带有乙脑病毒的蚊虫叮咬是乙脑传播的主要途径。典型的乙脑传播链为:感染乙脑病毒的宿主动物(如家猪)→蚊虫(因叮咬宿主动物而携带乙脑病毒)→健康的人(因被携带乙脑病毒的蚊虫叮咬而感染)。一般情况下,乙脑不会直接在人与人之间传播。

4. 什么时候容易感染乙脑病毒？

因乙脑主要通过蚊虫叮咬传播，故乙脑在我国的发病主要集中在7—9月。因受气候、降雨量等影响，南方地区的发病高峰约比北方地区晚1个月左右（北方地区发病高峰一般在7月，南方地区发病高峰一般在8月）。

此外由于蚊虫习性特点，其多在夏天的水库、池塘、稻田等水体附近滋生，在黄昏或夜间叮咬人群，因此人们在这个时间段活动最容易感染乙脑病毒。

5. 哪些人群对乙脑病毒易感？

人群对乙脑病毒普遍易感。感染后绝大多数呈现无症状的隐性感染或只有较轻症状，仅有极少数发病，显性和隐性感染之比为1∶300～1∶2 000。从近年的发病数据分析，乙脑的发病人群以青少年和儿童为主，年龄在15岁以下，其中2～6岁组发病率最高，但随着国家免疫预防措施的大力推广，儿童乙脑发病率逐年下降。

6. 人感染乙脑后典型的临床表现有哪些?

乙脑的潜伏期一般在 10 ~ 14 天,最短 4 天,最长 21 天。临床上乙脑以高热、惊厥、呼吸衰竭及脑膜刺激征为特征表现。早期症状以发热、头疼、食欲减退等为主,随着病情进展可能会出现高热、意识障碍、抽搐等表现,严重者出现呼吸衰竭。感染乙脑后病程一般在 6 个月以内,大部分患者在治疗后 2 周左右进入症状稳定的恢复期。少数重症病例常因累及中枢神经系统在 6 个月后仍留有后遗症,如失语、肢体瘫痪、意识障碍、精神失常及痴呆等。

7. 家猪感染乙脑后有哪些典型表现?

所有品种的猪对乙脑病毒均具有易感性,乙脑病毒对猪的致死率不高,但感染率高,发病率可有 20% ~ 30%。

乙脑对猪的危害主要表现在神经损伤和繁殖障碍两个方面。常表现为突然发病,体温升高为 40 ~ 41℃,呈稽留热。病猪精神委顿,喜卧,结膜潮红,饮欲增加,食欲减少或废绝，粪干呈球形，表面常覆有灰白色黏液，尿呈深黄色。少部分病猪后肢轻度麻痹，有的后肢关节肿胀疼痛而跛行，有的病猪可能有视力障碍。

公猪感染后除表现上述症状外，常伴有睾丸炎症反应，出现睾丸肿胀，且多为单侧，程度不一，公猪因痛感而表现焦躁；数日后炎症消退，睾丸缩小变硬，失去配种能力。妊娠母猪感染后，出现流产、早产或延时分娩，产出死胎、弱胎或木乃伊胎等现象。有些仔猪由于抵抗能力较弱，感染乙脑病毒后容易患脑炎而导致死亡。

8. 有哪些措施可预防乙脑?

乙脑的预防可采取以防蚊、灭蚊及预防接种为主的综合措施，主要分为以下三个方面。

一是控制传染源。及时隔离和治疗患者，加强家猪养殖的管理。家猪是乙脑传播的主要传染源，因此在乡村及饲养场应做好环境卫生工作，避免在居住处及附近养殖生猪，采用人畜分离健康养殖模式，可在夏季利用草药烟熏驱蚊，有条件的应在乙脑流行季节前对母猪进行疫苗接种，可有效降低家猪感染乙脑病毒的风险。

二是防蚊灭蚊。切断传播途径是预防乙脑发生的根本性措施之一。冬春季清除蚊虫滋生地以消灭早代幼虫，夏秋季以灭成蚊为主，喷药灭蚊能起到有效作用，灭蚊应贯彻"灭早、灭小、灭了"的原则。在农村重点是消灭牲畜棚（特别是猪圈）的蚊虫，清扫卫生死角、积水，疏通下水道，喷洒消毒杀虫药水，消除蚊虫滋生地，降低蚊虫密度。此外，日常家庭生活中应注意使用蚊帐、蚊香、灭蚊器及搽用防蚊剂等防蚊措施。

三是保护易感人群。接种乙脑疫苗是预防和控制乙脑最经济、最有效的手段，所有适龄健康儿童均应按照《国家免疫规划疫苗儿童免疫程序及说明（2021年版）》的要求及时全程接种乙脑疫苗，以提高人群对乙脑病毒的免疫能力。

9. 人用乙脑疫苗有哪些？

人用乙脑疫苗有乙脑减毒活疫苗和乙脑灭活疫苗。二者接种程序略有不同：

乙脑减毒活疫苗共接种2剂次。8月龄、2周岁各接种1剂。

乙脑灭活疫苗共接种 4 剂次。8 月龄接种 2 剂，间隔 7 ~ 10 天；2 周岁和 6 周岁各接种 1 剂。

10. 动物用乙脑疫苗有哪些?

动物用乙脑疫苗有：猪乙型脑炎活疫苗和猪乙型脑炎灭活疫苗。

两者接种程序相同：种用公、母猪于配种前（6 ~ 7 月龄）或每年蚊虫出现前 20 ~ 30 日肌注 1 头份，热带地区每半年接种一次。在乙脑重疫区，也可用于对其他类型猪群的预防接种。

（张恺、刘宇）

第四节　尼帕病毒性脑炎

1. 什么是尼帕病毒性脑炎?

尼帕病毒性脑炎（尼帕病毒病）是由尼帕病毒引起的一种人兽共患传染病。通常引起发热、咳嗽、呼吸困难等急性呼吸道症状，或出现头痛、头晕、意识改变、癫痫等神经系统症状，甚至导致死亡。尼帕病毒被发现以来，全球共报告约 700 例尼帕病毒感染病例，病死率可有 40% ~ 75% 甚至更高，严重威胁人类健康和畜牧业的发展。

2. 尼帕病毒的理化特性是什么？如何灭活？

尼帕病毒对热和一般消毒剂都较敏感。56℃加热 30 分钟即可使病毒结构受到破坏，常用含氯消毒剂和肥皂等清洁剂将其灭活。

3. 尼帕病毒性脑炎的传染源是什么？

被病毒感染的动物和人是人类感染尼帕病毒的主要传染源。被病毒感染的果蝠和野猪是猪群发生尼帕病毒感染的主要传染源。

尼帕病毒的自然宿主是狐蝠科的果蝠，主要分布在南亚、东南亚和澳大利亚，在我国的云南、广西、广东和海南等地区也有果蝠分布，且在实验室监测的果蝠体内已检测到尼帕病毒抗体，所以我国存在尼帕病毒输入与本地流行的潜在风险。

4. 人会通过哪些方式感染尼帕病毒呢？

（1）直接接触被病毒感染的动物（如果蝠、猪、马）或其体液（如血液、尿液、唾液等）。

（2）食用被病毒感染动物的体液、分泌物或排泄物所污染的食品（如被果蝠污染的水果）。

（3）密切接触感染病人或其体液（包括鼻咽分泌物、尿液或血液等）。尼帕病毒人际间传播主要发生在病例家庭和医疗机构。

（4）气溶胶传播。如吸入病人呼吸或打喷嚏后形成的气溶胶发生感染。

5. 什么时候容易暴发尼帕病毒性脑炎？

从孟加拉国和印度两国多次暴发的尼帕病毒性脑炎疫情来看，该病一般发生在 12 月至次年的 5 月。

6. 哪些人容易感染尼帕病毒？

人群对尼帕病毒普遍易感。养猪场饲养员、猪肉加工操作者等与猪有密切接触者为高危人群。

7. 人感染尼帕病毒后的症状有哪些?

人类感染尼帕病毒的潜伏期(从感染到出现症状之间的间隔)在 4 ~ 45 天不等。

尼帕病毒主要对中枢神经系统(90%)和呼吸系统(62%)造成损害,对肾脏、心脏和脾脏等影响较小。有文献报道,尼帕病毒的两个基因型,M 亚型(马来西亚)和 B 亚型(孟加拉),临床表现有较大差异,前者以神经系统症状为主,后者以呼吸系统症状为主。同时,约 20% 的病例会出现持续性神经系统后遗症和认知功能障碍,以及抑郁、人格改变等精神障碍。

感染者最初出现流感样症状:发热、头痛、肌肉痛、呕吐和喉咙痛。随后出现头晕、嗜睡、意识混乱以及急性脑炎迹象。部分感染者出现严重的脑炎和呼吸道症状,甚至昏迷。感染严重程度存在个体差异。个别病例可能会出现腹痛、腹泻、胃炎和便秘等消化系统后遗症。同时有文献报道,人感染尼帕病毒存在一定比例的无症状感染者。

8. 动物感染尼帕病毒后的症状有哪些?

动物中以猪（最主要的中间宿主）感染尼帕病毒后的症状最为严重和典型。哺乳仔猪呈爆炸性咳嗽，声音较大；种猪会出现明显呼吸困难症状，有嗜睡或攻击行为，腹部肌肉呈周期性痉挛；怀孕母猪流产、死亡；哺乳期母猪出现痉挛等其他神经症状。

猪以外的其他易感动物中，除了犬会表现明显的与犬瘟热相似的临床症状外，其他动物，比如马、山羊、蝙蝠等，不表现明显的临床症状，均为隐性感染。

9. 如何诊断尼帕病毒性脑炎?

尼帕病毒性脑炎的诊断应结合流行病学史、临床表现、实验室检查来综合分析。同时，由于尼帕病毒性脑炎患者在发病早期无特异性症状，应尽早与其他有脑炎脑膜炎症状的疾病进行鉴别诊断，例如乙脑、肠道病毒病、流行性腮腺炎、脑型疟疾、中毒性菌痢、登革热、西尼罗病毒病等。

10. 如何预防尼帕病毒性脑炎？

目前尚无有效的疫苗可以预防尼帕病毒性脑炎，控制传染源是预防和控制尼帕病毒性脑炎的主要措施。

我们可以从以下几个方面来预防尼帕病毒性脑炎。

（1）提高对该病毒风险因素的认识。避免食用可能被蝙蝠污染的水果，即使要食用，也需要煮沸，或在食用水果前彻底清洗和去皮。

（2）减少由动物传播给人的风险。在处理染病动物或其组织，以及在屠宰或扑杀家畜的过程中注意防护和消毒。

（3）降低人与人的直接传播风险。避免与尼帕病毒感染者发生密切接触，做好感染者的隔离治疗。

（4）建立动物卫生监测系统。由于家畜中的病例早于人类病例的出现，所以通过监测系统发现新病例至关重要，可为兽医和人类公共卫生部门提供预警。

11. 如何治疗尼帕病毒性脑炎？

对尼帕病毒感染的疑似及确诊病例，应在具备有效隔离条件和防护条件的定点医院隔离治疗。目前没有针对性的有效治疗药物,主要以临床支持治疗和加强护理为主。

(李伟)

第五节　疯牛病

1. 什么是疯牛病?

疯牛病又称为牛海绵状脑病,是动物传染性海绵样脑病中的一种。疯牛病是由朊蛋白(又称朊病毒)引起的一种亚急性进行性神经系统疾病,通常导致患病动物脑细胞组织出现空泡,星形胶质细胞增生,脑内解剖发现淀粉样蛋白质纤维,并伴随全身症状。以潜伏期长、死亡率高、传染性强为主要特征。疯牛病因其与人新型克雅病的联系而引起广泛的社会关注。

2. 疯牛病的病原体是什么?

与我们传统意义上认识的疾病病原体不同,疯牛病的传染是一种奇特的蛋白侵染颗粒的作用,没有其他基于

RNA 或 DNA 的作用。这种蛋白侵染颗粒被称为朊蛋白，又称朊病毒。疯牛病是朊病毒的蛋白质二级结构中的 α 螺旋变为 β 折叠所致。正常型朊病毒（PrPc）的二级结构中仅存在 α 螺旋，它可能与维持神经系统功能有关，致病型朊病毒（PrPsc）有多个 β 折叠存在，是 PrPc 的构象异构体。初始的和新生的 PrPsc 继续攻击 PrPc，类似多米诺效应使 PrPsc 积累，直至致病。

3. 朊病毒是病毒吗？

朊病毒不是传统意义上的病毒，它没有核酸，是具有传染性的蛋白质颗粒。

4. 除了引起疯牛病，朊病毒还会引起其他哪些疾病？

朊病毒还会引起绵羊和山羊的痒病，猫海绵状脑病，貂传染性脑病，黑尾鹿和驼鹿的慢性消瘦病，东非条纹羚、大扭角条羚等外来有蹄兽海绵状脑病，此外还会引起人的克雅病、新型克雅病、库鲁病、格斯特曼综合征、致死性家族性失眠症。

5. 疯牛病从何而来？

1985 年 4 月，疯牛病在英国首次出现，4 岁左右的成年牛发病最多。由于英国养牛业有给牛只饲喂用牛羊骨肉粉制成的饲料的习惯，从而引起疯牛病暴发式的传播。食用来自病牛或其他患病动物的肉骨粉制作的饲料加重了疯牛病的传播。

6. 哪些国家发生过疯牛病？

1985 年至今，全世界共有 26 个国家发生过疯牛病。1985 年，疯牛病在英国首次出现；1989 年，该病出现在英国以外的国家（冰岛）；此后，北爱尔兰、爱尔兰、葡萄牙、瑞士、法国、比利时、丹麦、德国、卢森堡、荷兰、西班牙、列支敦士登、意大利等国相继有疯牛病的病例报告；2001 年日本发现亚洲首例疯牛病。

7. 我国有疯牛病吗？

截至目前，我国尚未发现疯牛病。

8. 疯牛病一般通过什么途径传播？

疯牛病主要通过牛食用含有朊病毒的市售精饲料肉骨粉传播；也能经母源传播，但概率较低，并且只靠此方式并不足以使疯牛病持续流行；有学者认为疯牛病的发生与生活在干草中的螨虫有关，将从螨虫上提取的化学物质注射小鼠后，小鼠可发生由朊病毒引起的痒病；目前尚未发现疯牛病在牛群内个体之间水平传播。

9. 哪些动物对疯牛病易感？

家牛、奶牛、野牛、大羚羊等易感。家猫、虎、豹、貂、狮等猫科动物和其他食肉动物也有一定易感性。

10. 疯牛病的潜伏期有多久？

疯牛病潜伏期为 2 ~ 8 年，多为 4 ~ 5 年。发病牛年龄多为 4 ~ 6 岁，2 岁以下罕见。

11. 吃牛肉会得疯牛病吗?

人若食用了被朊病毒污染的牛脊髓、牛肉等,有可能染上致命的新型克雅病。该病潜伏期长,可为 3 ~ 22 年。早期可表现为精神和行为异常,人格改变、焦虑、孤僻、抑郁、精神萎靡、肢端感觉异常及迟钝、共济失调,并可伴有幻觉等。后期可表现为进行性痴呆。最终可丧失运动和语言能力。更加可怕的是,人类目前还没有找到针对新型克雅病的有效药物或治疗方法。

12. 牛患疯牛病后的具体表现有哪些?

疯牛病多发生于 4 岁左右的成年牛。其症状不尽相同,多数病牛中枢神经系统出现变化,行为反常,烦躁不安,对声音和触摸敏感,尤其是对头部触摸过分敏感,步态不稳,经常乱踢以致摔倒、抽搐。后期出现强直性痉挛,粪便坚硬,两耳对称性活动困难,心搏缓慢,呼吸频率增快,体重下降,极度消瘦,以致死亡。

13. 肉眼能否辨别出被朊病毒污染的牛脑?

肉眼看变化不明显,因此不能通过肉眼区别被朊病毒污染的牛脑,需要借助实验室检测手段进行区分。

14. 疯牛病如何诊断?

根据临床症状、遗传背景及可疑病牛的脑组织病理学检查可作出初步诊断。常规检查应取最易感染的部位如中脑、脑干及颈部脊髓做切片,进行病理学检查。病理学检查主要的病理表现是脑组织呈海绵样外观(脑组织的空泡化),脑干灰质发生双侧对称性海绵状变性,在神经纤维网和神经细胞中含有数量不等的空泡,无任何炎症反应。可用朊病毒的抗体做免疫组化染色,或用脑组织提取液或脑脊液与抗体做免疫转印。样本出现 27 ~ 30 ku 蛋白质带斑,即可确诊。单抗 ELISA 等方法也可用于海绵状脑病的人及动物的脑脊液检测。

15. 人感染了朊病毒怎么治疗？

目前，人的新型克雅病及其他朊病毒病为致命性神经疾病，尚无有效治疗方法。临床只能对症处理并发症以及给予支持治疗。

16. 牛得了疯牛病怎么办？

目前对病牛不进行治疗，采取的措施是扑杀及无害化处理。

17. 目前疯牛病防控的主要手段有哪些？

由于朊病毒的特殊性，现阶段还无法通过接种疫苗对疯牛病进行有效的预防。所以，目前对疯牛病的防控手段主要为：隔断传播途径、灭除传染源。有些国家通过采取对牛群、饲料、屠宰产品等的限制性措施，避免由于潜在的朊病毒感染隐患造成疯牛病四散。

18. 国际上对疯牛病采取的防控措施有哪些?

为了防止疯牛病的传播,国际上采取的防控措施主要有以下几种。

(1)禁运疫区牛肉及其产品。对来自疯牛病疫区的国家和地区的活牛、牛胚胎、精液、牛奶制品、副产品等实行全面禁运。

(2)建立疫情报告制度。一旦发现疑似疯牛病病例必须及时向兽医主管部门报告。

(3)对已感染疯牛病的牛及其他动物采取扑杀及无害化处理。

(4)禁止人和动物食用可能带有朊病毒的动物内脏和饲料。

(5)严格规定饲料加工工艺。禁止使用牛羊等动物的肉、骨等副产品作为反刍动物的饲料添加剂。

19. 我国如何对牛群进行监测?

自 2001 年来,我国农业农村部门依据 WHO 制定的相关标准,向全国推行疯牛病的监测计划,设立专业的疯牛病检测机构，对我国牛群进行监测，着重对进口牛群，甚至胚胎以及其后代进行全方位的跟踪监测。

20. 如何从饲料监管方面预防疯牛病？

建立完善的法律法规，探索先进的饲料生产新技术，完善饲料加工工艺，杜绝将牛羊肉、骨等副产品作为牛群的饲料添加剂。

（石艳萍、关泽英、蔡冬冬）

第三章　由细菌引起的人兽共患传染病

导读：人兽共患病中常见的另一类疾病是细菌性人兽共患病，如炭疽、布鲁氏菌病、牛结核病等。它们不但给人类和社会带来巨大的危害，而且由于在微生物污染中，细菌性污染涉及面最广、影响最大，使得人兽共患细菌性传染病的控制呈现出更加严峻的形势。面对这类疾病，我们决不能掉以轻心。那我们该如何对这类疾病进行防控呢？下面我们就一起走进细菌性人兽共患病的世界，对它们多一些了解。

第一节　炭疽

1. 什么是炭疽？

炭疽是由炭疽芽孢杆菌引起的一种人兽共患传染病，在我国属于乙类传染病（其中肺炭疽按甲类传染病管理）。人主要通过食用患病动物的肉及其制品或接触患病动物及其排泄物而被感染。

2. 为什么炭疽芽孢杆菌生命力如此顽强？

炭疽杆菌是革兰阳性芽孢杆菌，需氧或兼性厌氧。在不利于其生存的条件下能形成休眠的芽孢，芽孢对环境耐受性很强，对干燥、紫外线和一些常用化学消毒剂等有较强的抵抗力。芽孢在一定的环境中可存活十余年，当遇到合适的生存条件时，又可以萌发成菌体细胞。所以，被污染了的水源、土壤和场地很难被净化，可能成为永久的疫源地，未经免疫的外地动物进入该疫区，就可能感染炭疽。一些食草动物因食入土壤、草料等中的芽孢而发病死亡。

3. 炭疽主要感染哪些动物？

炭疽主要感染马、牛、羊等食草动物。

4. 炭疽的传染源是什么？

炭疽的传染源主要是染疫的食草动物，如患病牛、羊、马、骆驼等；其次是猪、犬等杂食动物。带菌动物的皮毛、肉及其产品均可带有炭疽杆菌。

5. 炭疽是怎样传播的？

炭疽的传播途径多样，主要有以下三种方式。

（1）直接接触传播：接触感染了炭疽杆菌的牲畜及其产品可引起皮肤炭疽。

（2）呼吸道传播：吸入含有炭疽芽孢的粉尘或气溶胶等可引起肺炭疽。

（3）消化道传播：进食被炭疽杆菌污染的肉类、乳制品、饮用水等可引起肠炭疽。这类传播与饮食习惯和食品加工有关。

6. 哪些人容易感染炭疽?

人群普遍易感，特别是从事养殖和屠宰牛羊等牲畜及售卖相关制品的人群，还有从事皮毛加工处理职业的人群感染风险较高。但是炭疽大部分是散发病例，感染后可以获得持久免疫力。

7. 炭疽会在人与人之间传染吗?

炭疽在人与人之间的传染很少见，但偶尔也会发生。因此在接触炭疽病人时需要做好个人防护，同时应避免接触炭疽病人的皮肤渗出物、呕吐物、体液及排泄物。

8. 接触了牛、马、羊等动物及其肉类制品会感染炭疽吗？

接触健康的牛、马、羊等动物及其肉类制品是不会感染炭疽的。

人类通常是由于接触了患炭疽的动物或患病动物排出物或被排出物污染的物品而感染。

9. 人感染炭疽后的主要症状有哪些？

人炭疽按感染途径不同可分为皮肤炭疽、肺炭疽、肠炭疽、败血症型炭疽、脑膜炎型炭疽，其中皮肤炭疽最多见，占 90% 以上。

皮肤炭疽：病变多发生在面部、颈部、前臂、手部和脚等裸露部位。初起为瘙痒性斑丘疹，渐变为无痛性水疱、出血性水疱，疱疹破溃成浅溃疡，血性渗出物结成炭黑色焦痂，痂内有肉芽组织即炭疽痈，周围组织水肿明显。焦痂在丘疹出现后 10 天左右开始逐渐脱落。其他表现包括发热、全身不适、头痛及局部淋巴结肿大等。

肺炭疽：是吸入炭疽杆菌芽孢所致，或由皮肤炭疽、肠炭疽继发而来。病初高热、寒战、干咳、头痛、乏力、全身不适，部分患者有胸痛症状；2～3天症状加重，表现为持续高热、咳血痰、呼吸困难、紫绀，可出现血性胸腔积液。

肠炭疽：临床表现为高热、食欲不振、恶心、呕吐、剧烈腹痛、腹泻，严重者可出现呕血、血便、肠穿孔、大量腹水。肠炭疽病情进展迅速，可继发肺炭疽、脑膜炎型炭疽、脓毒性休克而死亡。肠炭疽因早期症状无特异性而诊断困难。

败血症型炭疽：可继发于肺炭疽、肠炭疽和严重皮肤炭疽，也可直接发生。表现为高热、寒战、感染性休克与弥漫性血管内凝血，皮肤出现出血点或大片瘀斑，呼吸与循环衰竭。

脑膜炎型炭疽：多为继发性，也可直接发生。起病急，有剧烈头痛、疲劳、头晕、恶心、呕吐、抽搐等明显脑膜刺激症状，脑脊液多呈血性，含大量炭疽杆菌。

10. 动物感染炭疽后的主要症状有哪些?

马:体温升高,腹下、乳房、肩及咽喉部常见水肿。舌炭疽多见呼吸困难、发绀;肠炭疽会伴有腹痛。急性病例常在 24 ~ 36 小时死亡,有炭疽痈时,病程可达 8 天。

牛:体温升高,有时超过 40℃,心动过速、呼吸困难、黏膜呈暗紫色。慢性病例在颈、胸前、肩胛、腹下或外阴部可见水肿;皮肤病灶温度增高,坚硬,有压痛,也可坏死,有时形成溃疡。急性病例常在发病 24 小时死亡,亚急性病例常在发病 2 ~ 5 天死亡。

羊:多表现为突然站立不稳、全身痉挛、抽搐、挣扎、高热、迅速死亡等。病程稍长者也只持续数小时后死亡。

猪:多为咽炭疽,喉头高度水肿,呼吸和吞咽困难,影响进食,舌下、颌下、颈部均有血性水肿,可见窒息死亡。

狗和其他肉食性动物:常见严重胃肠炎和咽炎病症,也可见热病症状,面颊部生有炭疽痈。

家禽:由于啄食感染炭疽动物的组织脏器感染,当大量感染炭疽病菌时，可有眼睑、颈下、嗉囊水肿，甚至整个头部黏膜水肿，骤然死亡。一般情况下，很少自然感染。

11. 哪些检查可以发现是否感染炭疽？

血常规检查（白细胞增高、中性粒细胞增多）、病原学检查（分泌物、血液、脑脊液细菌培养阳性）、抗原检测（免疫层析法进行炭疽杆菌抗原检测），酶联免疫吸附试验（ELISA）和免疫层析法可检测血液炭疽毒素抗原的抗体和荚膜抗体。

12. 人感染炭疽后如何治疗？

炭疽患者治疗的关键在于早发现、早诊断、早治疗，具体可以分为以下两类。

（1）一般治疗和对症治疗：人感染炭疽后，应该隔离治疗，卧床休息，进食流质或半流质。有呕吐和腹泻的患者给予静脉补液。对有出血、休克、神经系统症状的患者，应及时给予相应的处理。糖皮质激素多用于严重水肿或脑膜炎型炭疽患者。对于呼吸困难的患者应吸氧。

（2）抗生素治疗：青霉素是治疗的首选药物，在大多数情况下，炭疽芽孢杆菌对青霉素没有抗药性。也可以采用头孢菌素和氨基糖苷类抗生素治疗。还有多种广谱抗生素对炭疽的治疗也有效，可根据具体情况选用。

$13.$ 预防炭疽有哪些措施?

（1）避免接触传染源。炭疽的传染源主要是病死动物。发现牛、羊等动物生病或突然死亡，不接触、不宰杀、不食用，立即报告当地畜牧兽医部门，由该部门进行处理。一旦发现自己或周围有人出现炭疽的症状，应立即报告当地卫生院或疾病预防控制机构，并及时就医。对患者要及时就地隔离治疗，其分泌物和排泄物应该彻底消毒处理。对疫区食草动物进行动物疫苗接种、动物检疫、病畜治疗、焚烧深埋等处理。

（2）做好消毒工作，防止水源污染，加强食物的监督。日常生活中，注意从正规渠道购买牛羊肉制品，不购买和食用病死牲畜或来源不明的肉类。烹饪时煮熟、煮透才可放心食用。

（3）保护易感人群。对从事畜牧业、屠宰业的工作人员及疫区等高危人群，可以接种皮上划痕人用炭疽活疫苗。接种疫苗后 2 天可以产生免疫力，效力可维持 1 年。

（郭杨、漆琪）

第二节　布鲁氏菌病

1. 什么是布鲁氏菌病？

布鲁氏菌又称布氏杆菌，该菌感染人体后可引起布鲁氏菌病（简称布病），又称"波状热"，是一种严重危害人体健康和畜牧业发展的人兽共患疾病，属自然疫源性传染病，《中华人民共和国传染病防治法》规定其为乙类传染病。普通老百姓对这种病不太了解，绝大多数临床医生了解也不深，常常导致该病的误诊、误治，延误病情。

2. 布鲁氏菌为什么被称为"三无人员"？

布鲁氏菌是无鞭毛、无芽孢、无荚膜的"三无人员"，不同于其他常见的细菌，它还是一种兼性细胞内寄生菌。其他大多数细菌感染人体后会被人体的免疫细胞攻击、消灭，而布鲁氏菌能躲到人体自身的细胞内，从而躲避免疫细胞攻击，导致持续的感染，这就是它比其他细菌厉害之处。

3. 布鲁氏菌可感染哪些动物？

布鲁氏菌的宿主目前已知的有 60 多种家畜、家禽、野生动物，主要有羊、牛、猪，其次是犬、鹿、马等。布鲁氏菌先在染菌动物间传播，然后传染给人类。

4. 布鲁氏菌病的传染源是什么？

感染布鲁氏菌的各类家畜既可成为人间布鲁氏菌病的传染源，又可成为家畜间布鲁氏菌病的传染源。我国大部分地区以羊为主要传染源，有些地方以牛为主要传染源。

一般认为布鲁氏菌病不发生人传人的感染，即人不能作为继发传染源。患有布病的哺乳期女性，需要停止母乳喂养！

5. 布鲁氏菌病是怎样传播的？

布鲁氏菌病的传播途径多样，主要有以下三种方式。

（1）接触传播：主要通过皮肤黏膜直接接触带菌动物的组织（如胎盘或流产物等）、血液、尿液或乳汁等感染；也可间接接触病畜污染的环境及物品而感染。

（2）呼吸道传播：因吸入含布鲁氏菌的气溶胶而感染。

（3）消化道传播：因食用含布鲁氏菌的乳类、水和未加工熟的肉制品等食物而感染。

6. 哪些人容易感染布鲁氏菌病？

人群普遍易感。饲养、管理、屠宰家畜的人员，畜产品收购、运输及加工人员，畜牧兽医人员等更容易感染发病。

牧区人们以畜牧业的生产活动为主，饲养的牲畜数量多，与家畜接触的机会比较多，所以当有病畜存在时，很容易被感染。近年来由于半农半牧区和农区的人们大力发展家畜养殖，很多农民家中开始养殖牛、羊等牲畜，增加了感染布鲁氏菌病的概率。

城镇居民由于很少饲养家畜，所以得布鲁氏菌病的概率小。但在城市的屠宰加工及皮毛乳肉企业中，可因为生产过程中易接触到患病动物及其副产品且未做好个人防护，从而感染布鲁氏菌病；也有居民因食用生肉、未经严格灭菌的奶及奶制品而感染。

7. 人感染布鲁氏菌病后的主要症状是什么?

人类布鲁氏菌病的潜伏期一般为 1 ~ 3 周，平均 2 周，个别病例潜伏期长达 1 年。病程半 3 个月以内为急性期，3 ~ 6 个月为亚急性期，病程超过 6 个月为慢性期。

急性期的主要症状：表现为发热、关节痛以及多汗。该病还可以出现各种各样的临床症状，包括肌肉痛、腰痛、乏力、头痛、头晕等，亦可能影响全身多个器官脏器，包括骨关节、泌尿生殖系统（睾丸炎最常见）、神经系统、呼吸系统等。

慢性期的主要症状：有乏力、全身不适、多汗、虚弱、失眠、易烦躁等。慢性期疼痛多见于肌肉痛及关节痛。

由于人感染布鲁氏菌病临床表现多样，且无特异性，所以容易引起误诊、误治。患者可能被误诊为上呼吸道感染、腰椎间盘突出、关节炎、睾丸炎、肝炎、风湿热等各种疾病。有报道统计，急性布鲁氏菌病误诊率接近三分之一，而慢性布鲁氏菌病误诊率接近四分之一。

8. 动物感染布鲁氏菌病后主要有哪些症状？

母猪感染布鲁氏菌病后，常发生流产和不孕。乳猪和断奶仔猪可出现后躯麻痹和瘫痪的脊柱炎、关节炎和滑液囊炎。公猪感染布鲁氏菌病后，常引起睾丸炎、腱鞘炎和关节炎等。羊感染布鲁氏菌病后，也有上述表现。

9. 哪些检查可以发现是否感染布鲁氏菌病？

一般检查（白细胞计数多正常或偏低，淋巴细胞相对增多，可出现少数异常淋巴细胞，急性期可出现血沉增快，C反应蛋白升高，降钙素原升高不明显）、病原学检查（血液、组织液、脑脊液等细菌培养阳性，以及上述标本布鲁氏菌核酸检测阳性）、免疫学检查（虎红平板凝集试验阳性或可疑、试管凝集试验阳性、补体结合实验阳性、ELISA 阳性）等。

10. 布鲁氏菌病患者的治疗有哪些方法？

临床上对于布鲁氏菌感染的治疗，药物方案以及疗程均很有讲究。一般需要用到 2 ~ 3 种抗生素；疗程需要 6 周，甚至更长。布鲁氏菌病患者的治疗可以分为以下两种。

（1）一般治疗：多休息，补充营养。对高热者，可以采取物理降温或服用退热剂。

（2）病原治疗：遵循"早期、联合、足量、足疗程用药"的治疗原则，选择相应的抗菌药物，必要时延长疗程，防止复发及慢性化。常用四环素类、利福霉素类药物，亦可使用氟喹诺酮类、磺胺类、氨基糖苷类及三代头孢类药物。治疗过程中注意定期监测血常规，肝、肾功能等。

11. 如何预防布鲁氏菌病?

（1）控制传染源。对疫区的牲畜进行检疫。发现病畜要治疗或捕杀。对流行地区的健康家畜进行疫苗预防接种，也可用药物预防。

（2）养殖户饲养家畜要圈养，避开水源，人畜分居。牧区在产羔季节不把牲畜放在人们生产、社会活动的公共场所等。饲养过牲畜的场所应进行消毒。特别是出现牲畜流产时，一定要避免直接接触流产物和死胎，应立即对其进行彻底消毒处理。

（3）家庭生活中要注意饮食、饮水卫生。奶、肉、奶酪是布鲁氏菌污染的"重灾区"。不吃不清洁的食物，不喝生水，饭前洗手。日常生活当中，我们不应食用生的乳制品，生乳必须煮沸或者经过巴氏杀菌才食用。购买正规渠道的肉制品，同时避免食用未煮熟的肉类。家庭用的菜刀、菜案，要生熟分开；切了生肉的刀、案，也要清洁或消毒，避免污染其他餐具。

（4）对易感人群进行保护。对于可能接触到患病动物的人员以及其他高危职业的人群，例如屠宰场工作人员、牧民、奶工等，在工作中应当戴好手套及口罩，做好

个人防护，避免通过接触或呼吸道感染布鲁氏菌病。例如
接羔助产和处理流产羔、死羔时应做好个人防护，除备有
工作服、橡皮围裙、帽子、口罩和胶鞋外，还应戴乳胶手
套和线手套，备有接羔袋和消毒液，严禁赤手抓、拿流产
物。剪毛、收购、保管、搬运和加工皮毛的人员，工作时
应做好个人防护，不要赤手接触皮毛，工作后做好个人卫
生，工作场地应及时清扫、消毒。皮肤、手如有刮伤或破
损，要及时消毒、包扎。患有布病的哺乳期女性，需要停
止母乳喂养。

（郭杨、马千里）

第三节　沙门菌病

1. 什么是沙门菌？

沙门菌属肠杆菌科，沙门菌属，革兰阴性杆菌。沙门
菌根据不同的菌体（O）抗原、荚膜（K）抗原和鞭毛（H）
抗原划分为 2 000 多种血清型。按其致病性可大致分为三
个群：对人类有重要致病性的，如伤寒和副伤寒；对动物

专有致病性的，如禽伤寒；人兽共患的，如鼠伤寒等。

2. 什么是沙门菌病？

沙门菌病是由肠道沙门菌感染引起的一种人兽共患病，主要表现为肠炎或全身败血症，猪、牛、羊、家禽、鼠等动物均易感，严重影响养殖业的发展，并对人类公共卫生安全和食品安全造成严重威胁。2021 年全国感染伤寒、沙门菌和副伤寒沙门菌的发病人数为 7 244 人，在甲乙类法定报告传染病发病人数中排名第 11 位。

3. 沙门菌有哪些血清型感染人？

感染人类的沙门菌主要有副伤寒甲杆菌、副伤寒乙杆菌、副伤寒丙杆菌、鼠伤寒杆菌、猪霍乱杆菌、伤寒杆菌和肠炎杆菌等。

4. 沙门菌的致病性如何？

幼龄畜禽较成年畜禽易感，常由一些应激因素诱发，例如长途运输、惊吓、冷刺激等，常对养殖业造成严重打

击。人感染沙门菌之后有可能发生严重的急性肠胃炎反
应、中毒、败血症、局部感染等，对于老年人、婴幼儿、
免疫力低下的人群，如处理不及时，有可能会危及生命。

5. 沙门菌的形态及培养特性如何？

沙门菌为革兰阴性杆菌，菌体宽 0.7 ~ 1.5 μm、长
2 ~ 5 μm。在普通培养基上 37℃培养 18 ~ 24 小时，形成
直径 2 ~ 4 mm 的菌落。在 SS 琼脂上长成与培养基颜色
一致的淡粉红色菌落。

6. 沙门菌的抵抗力怎么样？

沙门菌在外界适宜条件下可存活数月，不耐热，对
多种抗菌药物敏感，对普通消毒药抵抗力不强，5% 碳
酸溶液、2% 氢氧化钠溶液或者 60℃加热 15 分钟均能
灭活。

7. 沙门菌病的传染源有哪些？

沙门菌病主要的传染源是被感染的家禽、家畜以及啮

齿类、鸟类等野生动物，病原体菌可存在于被感染动物的肉、血、内脏、禽蛋、排泄物中。带菌病人、动物及无症状带菌者亦能进行传播。

8. 沙门菌病的传播途径有哪些？

被感染动物的排泄物可污染饲料、饮水、乳汁、毛发、生肉及加工后的肉制品、用作肥料或饲料的动物产品、草地、水果和蔬菜等，并能在适宜的条件下存活数月。人、动物可通过直接或间接接触后经手—口途径感染，也可通过直接食入被沙门菌污染且没有被煮熟的食物或饮用水被感染，老鼠、蟑螂等也可造成机械传播，儿童及免疫力低下的成人感染居多。

9. 沙门菌病的发生有季节性吗？

本病没有明显的季节性，一年四季均可发生。

10. 人感染沙门菌的临床症状有哪些？

人沙门菌病临床上可以分四型，并且这四种类型可互相重叠。

胃肠炎型：约占 70%，是最常见的类型。潜伏期 4 ～ 24 小时，症状为发热、腹部疼痛不适、恶心呕吐、水样便腹泻等。

伤寒型：致病菌为鼠伤寒和猪霍乱沙门菌，潜伏期 3 ～ 10 天，症状为发热、腹泻等，病程为 1 ～ 2 周。

败血症型：致病菌为猪霍乱沙门菌，起病急、发热、寒战，病程为 1 ～ 3 周。

局部化脓型：发热时或退热后，出现局部化脓，可出现在任何部位。

11. 畜禽感染沙门菌的临床症状有哪些?

肠炎伴发败血症是新生犊牛、羔羊、马驹、家禽、仔猪的常见综合征，猪在 6 月龄可暴发本病。当伴有肠炎的全身性疾病发生时，常导致缺乏免疫力，症状可表现为急性发作并伴有精神沉郁、发热（40.5 ～ 41.5℃），在 24 ～ 48 小时死亡。犊牛和仔猪可见神经症状和肺炎。根据宿主的遗传背景和菌株毒力，死亡率可达 100%。

急性肠炎无广泛的全身性症状，比较多见于成

年动物和 1 周龄以上的幼畜。发病之初表现为发热
（40.5 ~ 41.5℃），继而表现为严重的水样腹泻，有时有
痢疾，常里急后重。在畜群疾病暴发数小时后可开始腹
泻。畜群排出的粪便差异较大，可能有恶臭味并伴有黏
液、纤维蛋白条块、黏膜碎片，有些病例还可见鲜血。检
查肛门时，动物严重不安并伴有里急后重。奶牛产奶量往
往急剧下降。

12. 沙门菌病如何诊断？

畜禽可根据临床症状、剖检表现作出初步判定，通过
分离、培养、鉴定被感染动物的粪便或组织中的病原体来
确诊，也可通过血清学抗体测定来确定是否存在感染。人
感染沙门菌病可通过临床表现、流行病学特点，结合血常
规、粪便检查和细菌学检查等方式进行诊断。

13. 沙门菌病应注意与哪些疾病区分？

人沙门菌病应与细菌性痢疾、疟疾、病毒性上呼吸
道感染、革兰阴性杆菌败血症等病作鉴别诊断。禽伤寒应

与鸡白痢、鸡新城疫、禽霍乱、鸡大肠杆菌病等病作鉴别诊断。牛沙门菌病应与大肠杆菌病、球虫病、隐孢子虫病、传染性鼻气管炎、牛病毒性腹泻、副结核病等作鉴别诊断。羊沙门菌病应与肠型大肠杆菌病、球虫病等病作鉴别诊断。猪沙门菌病应与肠型大肠杆菌病、短螺旋体猪痢疾、弯曲杆菌病、猪丹毒、猪增生性肠病、古典猪瘟、巴氏杆菌病等病作鉴别诊断。

14. 人感染沙门菌后如何治疗?

单纯胃肠炎一般不需应用抗生素治疗,因为用抗菌药物不能改变病程,反而易促使肠道菌株耐药,使排菌时间延长。重症患者、体弱患者、婴幼儿、营养不良患者或败血症型、局部化脓感染型或伴有并发症患者,推荐用抗生素治疗。由于沙门菌特别是鼠伤寒沙门菌多重耐药者较多,应参考药敏试验结果来选择有效药物。一般可选用氟隆诺酮类、氯霉素、复方新诺明等,对婴儿、免疫缺陷者及院内感染者可用第三代头孢菌素或环丙沙星治疗。

15. 畜禽感染沙门菌后如何治疗?

所有动物的肠道疾病都难以进行有效治疗，理想的控制方法是口服益生菌，但效果不明显。现阶段有效的治疗药物有庆大霉素、卡那霉素、复方新诺明诺氟沙星或环丙沙星等，但因本属细菌的耐药菌株不断增加，最好通过药敏试验结果来选择有效药物。

16. 畜禽沙门菌病有哪些防控措施?

主要以预防为主。定期监测畜群的沙门菌感染状况，同时采取预防病菌传入的措施，如：防止引入携带沙门菌的动物、购买安全可靠的饲料等；采取疫苗免疫防范措施，保护畜禽免遭侵袭，或减轻病症；采取减少动物应激的措施，如保温、降湿、减噪，避免长途转运，提前投喂抗生素预防等；采取限制病菌在畜群中蔓延的措施，如及时鉴别、隔离、淘汰带菌动物，防止排泄物污染饲料和饮水等。

（邱明双、谢嘉宾、姚佳）

第四节　结核病

1. 什么是结核病?

结核病是由结核分枝杆菌（简称结核杆菌）引起的一种十分古老的人兽共患病，是威胁公共卫生安全的主要慢性传染病之一，几千年来对人类和家畜的生命和健康构成了严重威胁。该病可侵犯人体全身各组织器官，以肺部感染最多见。

2. 结核分枝杆菌的形态如何?

典型的结核分枝杆菌为细长、稍弯曲或直的、两端圆钝的杆菌，大小为（1～4）μm×（0.3～0.6）μm，单个散在，有时呈 X 形、Y 形或条索状。痰标本涂片经过抗酸染色后在 100 倍的生物显微镜下可以观察到菌体。

3. 结核分枝杆菌有哪些类型？

根据感染宿主和致病性的不同，结核分枝杆菌可分为：人型结核分枝杆菌、牛分枝杆菌、非洲分枝杆菌以及田鼠分枝杆菌。其中，人型结核分枝杆菌主要对人致病；牛分枝杆菌可以感染牛，也可以感染人和其他一些动物；其他类型的分枝杆菌一般在宿主免疫力低下的时候才会引起人或动物感染。

4. 哪些动物容易感染结核病？

人对结核普遍易感。多种动物可感染结核，牛（特别是奶牛）、猪、禽易感，野生动物如狮、豹、鹿也有报道被感染。

5. 结核病有哪些传播途径？

结核病可经呼吸道通过吸入含有菌体的气溶胶（尘埃、飞沫、痰液等）而感染，也可经消化道通过摄入污染的饲料、食物或饮用水等而感染。感染的人可通过排泄物传播给动物。

6. 人感染结核病有何临床特征?

肺结核:人以肺结核最为常见,主要表现为疲倦、烦躁、心悸、食欲缺乏、消瘦、长期低热、咳嗽、痰中带血,严重的出现呼吸困难。

结核性腹膜炎:以脐周、脐下或腹部持续性隐痛或钝痛为多见,触摸腹部有揉面感是结核性腹膜炎的典型体征。

结核性脑膜炎:起病缓慢,可出现头痛、喷射性呕吐及不同程度的意识障碍。眼底检查可见脉络膜上血管附近有结核结节。

结核性胸膜炎:以胸痛为主要症状。

肾结核:有长期持续性慢性膀胱炎的表现,如尿频、尿急、脓尿和尿痛等。血尿有时作为早期症状出现,肉眼血尿占肾结核症状的 70% ~ 80%。

骨关节结核:以脊椎结核为多,局部症状常有肌肉痉挛、姿势异常和运动受限。疼痛的程度与病变发展呈正比，多为钝痛。

7. 人感染结核病有何并发症？

支气管扩张：当局灶性病变部位被纤维组织机化后，支气管壁正常组织结构被破坏，弹性消失，形成局限性支气管扩张症，重者可继发感染或咯血。

咯血：多因病变部位组织遭到破坏，炎症浸润，血管破损从而导致咯血；病灶钙化，钙石刺激组织，破坏血管，也可诱发咯血。咯血量的多少，与损伤血管大小有关。轻者痰中带血，重者大口咯血。

肺气肿：当病变的肺组织遭到破坏后，其功能也随之下降，这时需要通过健康的肺组织对其进行代偿，当代偿超过限度时，可形成代偿性肺气肿，肺组织受病菌侵袭而发生组织破坏、纤维化、钙化、肺大疱形成等，也可导致肺气肿的发生。

慢性肺源性心脏病：肺结核病变广泛，使肺功能、肺结构发生严重病理改变，从而引起肺动脉高压，进而导致右心室肥厚，形成慢性肺源性心脏病。当出现心肺功能衰竭、肺性脑病时，会导致严重后果。

8. 畜禽感染结核病有何临床特征？

牛：以肺结核多见，表现为消瘦、贫血、咳嗽、顽固性腹泻，以多种组织形成肉芽肿、干酪样钙化结节为特征。

禽：成年鸡及火鸡多发，表现为肝、脾、肠结核，消瘦，贫血，鸡冠萎缩，产蛋下降。

猪：在肺、肝、肠、胃发生结核时，主要表现为消瘦、咳嗽、气喘等症状。肠道有病灶时则发生腹泻。在扁桃体和颌下淋巴结发生病灶，很少出现临床症状。猪结核病很少在猪与猪之间传染。

9. 我国奶牛感染结核病的情况怎么样？

1998 年以前，我国奶牛结核病的检出率低于 0.02%，但随着中国畜牧业的快速发展，牛结核患病率明显上升。2003 年，内蒙古的监测显示，奶牛结核病感染率为 11.1%。2010—2019 年国内牛结核病的流行率在 0.7% ~ 27.1%。近年来，全国各地奶牛结核病的感染率居高不下，给人类健康带来了严重威胁。

10. 影响牛结核病发病的因素有哪些?

主要是饲养管理方面的因素，包括牛舍阴暗、通风不良、活动空间狭小、牛粪未及时清理等，都可导致本病发生。

11. 结核病有哪些诊断方法?

（1）涂片检测：将患者的痰或是其他部位的体液制成涂片，在显微镜下检测有无结核杆菌。

（2）X线检查：不但可早期发现结核，而且可对病灶的部位、范围、性质、发展情况和效果作出诊断。

（3）结核菌素试验（PPD）：阳性表示结核感染，但并不一定发病。强阳性常提示体内有活动性结核灶。阴性提示没有结核杆菌感染，但仍要排除下列情况。①结核杆菌感染后，需4～8周变态反应才能充分建立，所以在初次感染4周内PPD可为阴性。②营养不良、麻疹、百日咳患者以及应用糖皮质激素等免疫抑制剂者，PPD反应可暂时消失。③严重结核病和各种危重患者对PPD无反应。④其他，如淋巴免疫系统缺陷患者和老年人的PPD反应也常为阴性。

（4）淋巴细胞培养＋γ干扰素释放试验：比 PPD 更敏感和更具特异性，不受既往卡介苗注射的干扰，但不能区分是隐性感染还是活动性结核。

12. 人的肺结核如何诊断？

早期、正确的诊断是治愈肺结核的首要条件。人感染肺结核的主要症状有：咳嗽、咳痰超过 3 周，咯血、发热或胸痛超过 3 周。有上述症状即"肺结核可疑症状者"（疑似病例），最好先到结核病防治所或结核病专科医院检查。除了做胸部 X 线检查外，一定要做痰结核杆菌检查，检出结核杆菌就可以确诊。对疑似病例，须在 30 天后进行复检，再次为疑似病例则判定为阳性。

13. 牛的结核病如何诊断？

在牛群中发现有咳嗽（先干咳，后湿咳）、乳房炎、消瘦，在犊牛中发现有顽固性腹泻及体表淋巴结肿胀等临床症状时，可诊断为疑似病例。确诊要结合流行病学、病理和实验室诊断。

14. 如何治疗人的结核病？

首先要确定结核病的类型和现阶段病灶进展情况，并检查肺以外其他部位有无活动性结核存在。其次要遵循早期、适量、联合、规律、全程五个治疗原则。

（1）早期：早期病变中的细菌多，药物容易发挥作用。

（2）适量：剂量适宜既能发挥最大杀菌或抑菌作用，同时患者也不易耐受，毒性反应不大。

（3）联合：联合用药可防止耐药性产生，联合用药还可针对各种代谢状态细菌及细胞内外菌，以达到强化药效的目的。

（4）规律：间歇疗法在剂量及间隔上有特定要求，用法也有一定规律，用药不能随意间断。

（5）全程：化疗要坚持全程，其目的在于消灭持存菌，防止复发，全程不一定是长程。

15. 如何治疗牛的结核病？

异烟肼、对氨基水杨酸和链霉素等药物对治疗结核病有良好的效果。对于有腹泻症状的肠结核牛，可以口服黄连素，每次 0.5 ~ 1 克，连续服用 3 周，有一定效果。

16. 怎样预防人感染结核病？

（1）培养良好的卫生习惯。定时开窗通风、保持室内空气新鲜、实行分食制、洗漱用具专人专用、勤洗手、勤换衣、定期消毒等。

（2）定期做肺部检查。应结合当地的结核病流行情况每 1 ~ 2 年进行一次。在农村还应根据个人病史、痰液检查情况及自觉症状和体征等配合肺部检查，以便及时发现，尽早治疗。

（3）接种卡介苗。在接种前做结核菌素试验，阴性反应者方能接种。接种 6 ~ 8 周后结核菌素试验抗体转阳性，则表示人体已经产生免疫力；如试验仍为阴性，则表示接种没有成功，需要再次接种。

17. 如何预防牛感染结核病？

对免疫区，牛结核病可通过开展疫苗免疫来预防。对非免疫区，临床中发现患病牛，要及时隔离、扑杀。本病最主要的预防方式是加强饲养管理，科学规划牛舍，运动场要有足够的空间，在泌乳期增加营养，补充青饲料和各种维生素，增加抵抗力等。另外，对养殖场每年至少开展两次全群监测，对出现流产、乳房炎等类似症状的高风险牛要增加牛结核病监测频率。同时，对同圈舍牛要及时隔离饲养，圈舍要第一时间进行洗消，尤其是用具、地面、墙面等要用 3% 氢氧化钠消毒，运动场要用 20% 石灰水消毒。每个畜舍出入口要设置消毒设施，粪便堆放地要远离饲养区，并封闭发酵。

（陈冬、侯巍、张孟思）

第五节　猪链球菌病

1. 什么是猪链球菌?

猪链球菌是属于链球菌属的一个种，是猪链球菌病的主要病原体之一，根据其荚膜多糖抗原的差异，可分为 29 种传统血清型（1 ~ 19、21、23 ~ 25、27 ~ 31、1/2）、Chz 血清型和多种新荚膜基因簇菌株（NCLs）及部分未定型菌株。

2. 什么是猪链球菌病?

猪链球菌病是由多种链球菌感染引起的一种人兽共患病,病原体主要是猪链球菌。马链球菌兽疫亚种、马链球菌类马亚种和兰氏分群中 D、E、L 群链球菌等也可致猪链球菌病。该病不仅给养猪业造成严重经济损失,也给公共卫生和食品安全带来威胁,危害到人类健康。

3. 猪链球菌有哪些血清型感染人?

目前研究发现的感染人的猪链球菌血清型已达 10 种,分别是血清型 2、4、5、7、9、14、16、21、24、31。

4. 猪链球菌 2 型的致病性如何?

猪链球菌 2 型最为常见,致病性也最强。猪链球菌 2型可引起猪脑膜炎、关节炎、败血症、脓肿等;也可感染人,引起脑膜炎、感染性休克,严重时可致人死亡。

5. 我国发生过哪些猪链球菌 2 型感染的疫情？

我国历史上发生过两次猪链球菌 2 型感染的疫情。一次是 1998 年夏季在江苏南通地区，一次是 2005 年 7 月在四川资阳地区。这两次猪链球菌 2 型感染引起的疫情，猪群均出现暴发性死亡，分别引起 25 人感染 14 人死亡和 215 人感染 38 人死亡。

6. 猪链球菌的形态及培养特性如何？

猪链球菌为革兰阳性球菌，呈卵圆形、成双或以短链形式存在，菌体直径为 1～2 微米，需氧兼性厌氧。在 5% 绵羊血琼脂培养基上 37℃培养 24 小时，形成圆形、微凸、表面光滑、湿润、边缘整齐、灰白色、半透明、针尖大小的 α 溶血菌落。

7. 猪链球菌的抵抗力怎么样？

猪链球菌常污染环境，在粪、灰尘及水中能存活较长时间。在水中 60℃可存活 10 分钟、50℃为 2 小时。在 4℃

的动物尸体中可存活 6 周。0℃时灰尘中的细菌可存活 1 个月，粪中则为 3 个月。25℃时在灰尘和粪中则只能存活 24 小时及 8 天。

8. 哪些方式能够杀灭猪链球菌？

猪链球菌对热和普通消毒药抵抗力不强，60℃加热 30 分钟，可将之杀死，煮沸则立即死亡，日光直射 2 小时死亡。常用的消毒药，如 2% 石炭酸、0.1% 新洁尔灭、1% 来苏儿、1% 煤酚皂液等，可在 3 ~ 5 分钟将之杀死。猪链球菌对青霉素、磺胺类药物敏感。

9. 猪链球菌病的传染源有哪些？

病猪、病愈带菌猪、病死猪是本病的主要传染源，对病死猪的处置不当和运输工具的污染是造成本病传播的重要因素。

10. 猪链球菌只感染人和猪吗？

猪链球菌除感染人和猪外，也可感染牛、羊、马、犬、猫、啮齿动物等哺乳动物。

11. 哪些人容易感染猪链球菌?

相关行业（如养殖场、屠宰场、无害化处理场）从业人员是猪链球菌感染的高风险人群。

12. 猪链球菌病的传播途径有哪些?

该病主要通过呼吸道传播，也可通过皮肤伤口、消化道等传播。妊娠母猪子宫和阴道中可带菌，因此其产下的仔猪常发生感染。

13. 猪链球菌病的发生有季节性吗?

该病没有明显的季节性，全年都有可能发生，但以4—10月发生较多，在我国多见于炎热潮湿的季节。

14. 人感染猪链球菌的临床症状有哪些?

人感染猪链球菌后，常为急性起病，症状表现多样，轻重不一。根据患者临床症状的不同主要分为 4 种类型。

（1）普通型：出现畏寒、高热，可伴头痛、头晕、全身不适、乏力、腹痛、腹泻等症状。

（2）败血症休克型：以中毒休克综合征（TSS）为突出表现，主要表现为突发高热、头痛，出现腹泻等胃肠道症状，四肢和头面部等部位皮肤出现瘀点、瘀斑等。病情发展迅速，很快进展为多器官衰竭，如呼吸窘迫综合征、心力衰竭、弥散性血管内凝血（DIC）和急性肾衰竭等。

（3）脑膜炎型：以高热、头痛、脑膜刺激征阳性等脑膜炎症状体征为突出表现，脑脊液呈化脓性改变。85%的病例具有典型脑膜炎表现，其突出特点是耳聋的发生率（54% ~ 80%）明显高于其他细菌性脑膜炎。20% ~ 53%的病例可发生化脓性关节炎。

（4）混合型：在 TSS 基础上，出现化脓性脑膜炎表现。

15. 猪感染猪链球菌的临床症状有哪些?

基于病程的不同，猪感染猪链球菌后在临床上呈现为最急性型、急性型和慢性型。

（1）最急性型：无任何前期症状，突然发病，多于次日清晨死亡；或表现为倒地不起，口鼻流白沫，触摸时惊叫，全身皮肤呈蓝紫色，体温42℃以上，常于感染后12～18小时死亡。

（2）急性型：以败血症型和脑膜炎型为主。败血症型感染常呈暴发流行，体温41～43℃，病猪两耳、鼻腔、颈、背部、整个下腹皮肤、四肢内侧呈广泛性充血、潮红或出现紫斑，病死率为80%～90%。脑膜炎型感染多见于仔猪，病初体温升高（40.5～42.5℃），很快表现出神经症状，如共济失调、转圈、空嚼，继而出现后肢麻痹、前肢爬行、四肢作游泳状或昏迷不醒等，甚者数小时内死亡。

（3）慢性型：以关节炎型、淋巴结炎型和心内膜炎型为主。关节炎型感染主要表现为一肢或几肢关节肿胀、疼痛、跛行或不能站立，病程一般2～3周，关节炎型占发病总数的45%～50%。淋巴结炎型感染在临床以下颌淋巴结化脓性炎症最为常见，表现为淋巴结发炎肿胀、变硬、热痛，病程3～5周，一般不引起死亡。心内膜炎型感染在病猪生前不易发现和诊断，多发于仔猪。

16. 猪链球菌病如何诊断？

根据流行特点、临床症状、病理变化可作出初步诊断，但确诊常需进行实验室检查。

17. 猪链球菌病的实验室检查方法有哪些？

（1）常规病原体学检查方法：包括涂片镜检与分离培养、生化试验、动物接种试验等。

（2）免疫学检查方法：包括凝集试验、酶联免疫吸附试验（ELISA）、胶体金免疫层析技术、免疫荧光检测技术等。

（3）分子生物学检查方法：包括常规 PCR、实时荧光定量 PCR、环介导等温扩增、基因芯片、核糖体分型技术等。

18. 猪链球菌病应注意与哪些病区分？

猪瘟、猪肺疫、猪丹毒、猪附红细胞体病、副猪嗜血杆菌病、仔猪水肿病等。

19. 人感染猪链球菌后如何治疗?

大多数猪链球菌菌株对青霉素敏感,当人感染了猪链球菌后,可以静脉注射青霉素 G 进行治疗。氨苄西林和氨基糖苷类抗生素联合用药也可治疗猪链球菌病。

20. 猪群感染猪链球菌后应采取哪些措施?

(1)猪场封锁与消毒:猪场一旦发生猪链球菌病,必须对猪场实施封锁,严禁猪只进出,减少人员流动,避免交叉感染。对猪舍、用具、道路等可用复合酚或含生石灰等的消毒液进行彻底消毒。

(2)病猪药物治疗:当猪场发生猪链球菌感染时,原则上应进行扑杀处理,但如因特殊情况需要治疗,可按不同病型和表现进行相应的处理。对淋巴结脓肿,待脓肿成熟后,及时切开,排除脓汁,用 3% 过氧化氢或 0.1% 高锰酸钾液冲洗创腔后,涂以抗生素或磺胺类软膏。对败血症型、脑膜脑炎型及关节炎型,应尽早大剂量使用抗生素或磺胺类药物。

（3）健康猪紧急预防：猪场发生该病后，可用药物对未发病猪进行预防以控制该病的流行。由于猪链球菌对四环素、红霉素等抗生素具有较高的耐药性，因此建议使用青霉素、头孢曲松和万古霉素等敏感性较高的抗生素控制猪链球菌病。

（4）病死猪的无害化处理：按照《病死及病害动物无害化处理技术规范》对病死猪进行深埋、焚烧处理；急宰猪或者宰后发现有可疑病变的猪胴休，需经高温处理。

（5）严格执行"四不一处理"措施：对病死猪不屠宰、不食用、不销售、不转运，进行无害化处理。

21. 猪链球菌病的综合防控措施有哪些？

主要防控措施：①强化人兽共患病的安全防范意识；②加强饲养管理，减少应激因素；③规范消毒制度，清除传染源；④消除外伤等引起感染的因素；⑤加强检疫，防止动物疫情扩散；⑥疫苗预防；⑦药物预防等。

（邵靓、张代芬、李星垚）

第六节 鼻疽与类鼻疽

（一）鼻疽

1. 什么是鼻疽伯氏菌？

鼻疽伯氏菌被习惯性称为鼻疽杆菌，为革兰阴性杆菌，无芽孢及荚膜，无鞭毛，不运动。鼻疽伯氏菌有两种抗原，一种为特异性抗原，另一种为与类鼻疽杆菌的共同交叉反应抗原。该菌产生内毒素，不产生外毒素。其内毒素称为鼻疽菌素，是一种引起变态反应的蛋白质。

2. 什么是鼻疽？

鼻疽是由鼻疽伯氏菌引起的一种接触性人兽共患细菌病。该病主要感染马、驴、骡等单蹄兽类，人对鼻疽也十分易感，主要因接触感染动物而致病。该病以在鼻腔、喉头、气管黏膜或皮肤形成特异的鼻疽结节、溃疡或瘢痕，在肺脏、淋巴结或其他实质性器官形成鼻疽结节为主要体征。

3. 哪些类型的鼻疽属于开放性鼻疽？

皮肤鼻疽和鼻腔鼻疽又称为开放性鼻疽。

4. 鼻疽伯氏菌具有怎样的培养特性？

鼻疽伯氏菌为需氧菌，能在 22 ~ 24℃环境中生长，最适宜温度为 37 ~ 38℃，适宜 pH 为 6.8 ~ 7.0。该菌生长缓慢，在普通培养基中生长不佳，但在加有 3% ~ 5% 甘油和 1% ~ 2% 血液或 0.1% 裂解红细胞的培养基内发育良好。

5. 鼻疽在世界上的流行情况如何？

鼻疽为世界性动物传染病，目前仍在亚洲、非洲及南美洲的一些国家流行。美国和欧洲已经消灭了该病，我国也已基本控制该病。

6. 鼻疽的传染源主要有哪些?

患病马是鼻疽的主要传染源,患开放性鼻疽的病马尤其危险。病马的鼻液及溃疡分泌物中常有大量的鼻疽杆菌,从而污染圈舍、用具、饲料、饮水等。慢性无症状的病马可长期带菌并周期性排菌。

7. 鼻疽通过哪种传播途径进行传播?

鼻疽的传播主要是在病马与健康马同槽饲喂、同桶饮水或互相啃咬时,经消化道或损伤的皮肤、黏膜而感染;或在患病马咳嗽、打喷嚏时,通过呼吸道感染。此外,也有少数可经胎盘和交配感染。

人主要是在饲养、治疗、屠宰病畜及处理病畜尸体时,经损伤的皮肤和黏膜感染鼻疽,也可在病畜咳嗽、打喷嚏时,通过带菌气溶胶经呼吸道传播而感染。人经食物和饮水感染鼻疽的情况少见,但也偶有吃病马肉感染的病例。此外,还有实验室人员接触病原体时不慎感染的情况。

8. 鼻疽可以感染哪些动物?

多种动物对本病易感。自然条件下马、骡、驴等单蹄兽易感,牛、绵羊和山羊对鼻疽不易感,实验条件下山羊、猫和雪貂易感。

9. 哪些人对鼻疽易感?

人对鼻疽的易感性与人的职业有明显关系,多发于接触发病马、驴、骡的兽医、饲养员、屠宰工人和接触病原体的实验室人员。

10. 鼻疽的发生是否具有季节性?

本病一年四季均可发生,没有明显的季节性。

11. 人感染鼻疽有怎样的临床表现?

人感染鼻疽的潜伏期平均4天,急性病例在感染部位出现蜂窝织炎,附近淋巴结肿大,沿淋巴管出现多处肌肉和皮下淋巴结性脓肿,可形成瘘管。如果侵入呼吸道,可引起鼻腔溃疡和坏死、鼻中隔穿孔、肺炎和胸膜炎等。通常有全身症状，如头痛、发热、周身酸痛、食欲缺乏，严重的可因脓血症和循环衰竭而死亡。慢性病例全身症状不明显，多为低热或长期不规则发热、出汗、关节酸痛，或有败血症或脓血症、皮肤和软组织脓肿，病情缓慢，可持续数月至数年，最后衰竭而死。

12. 动物感染鼻疽有怎样的临床表现？

动物的鼻疽潜伏期为 4 周至数月，机体抵抗力的强弱决定了病程长短，临床上可分为急性型和慢性型。

急性鼻疽主要表现为病畜体温升高，呼吸促迫，颌下淋巴结肿大，腰背强硬。据临床表现分为皮肤鼻疽、鼻腔鼻疽、肺鼻疽。肺鼻疽有干咳、呼吸困难的特征，后期多继发皮肤鼻疽或鼻腔鼻疽。

慢性鼻疽最为常见，约占 90%，病程稍长，可持续数月至数年，临床症状不明显。有的病马一开始就呈慢性经过，有的病马则由急性鼻疽或开放性鼻疽转化而来。由开放性鼻疽转化而来的病马常在鼻腔遗留鼻疽性瘢痕或慢性溃疡，不断流出少量黏液脓性鼻液。当外界环境恶劣或机体抵抗力下降时，慢性鼻疽可进展为急性或开放性鼻疽。

13. 鼻疽如何初步诊断？

动物感染鼻疽可以根据流行特点、病畜接触史及临床症状进行初步诊断。开放性鼻疽具有特异的鼻疽临床症状，如鼻腔和皮肤形成鼻疽结节或溃疡，一般通过临床检查即可确诊。慢性病例症状通常不明显，可通过鼻疽菌素点眼检查来诊断，确诊常需进行实验室检查。

人感染鼻疽的临床症状较为复杂，符合流行特点，有病畜接触史的可通过实验室检查进一步诊断。

14. 鼻疽的实验室诊断方法有哪些？

常规病原体学诊断方法包括涂片镜检、分离培养、动物接种和细菌学检查等；变态反应诊断通常采用鼻疽菌素点眼试验，大规模检疫以该方法为主；血清学诊断方法包括补体结合实验、ELISA、间接血凝试验、荧光抗体技术等；分子生物学诊断方法包括常规 PCR、实时荧光定量 PCR 等。

15. 鼻疽应采取怎样的防治措施？

该病目前尚无有效疫苗，原则上采取综合防控措施。一是加强饲养管理，严格兽医检验制度，及早检出病马；二是隔离鼻疽马或鼻疽菌素阳性马，集中管理，与健康牲畜严格分开饲养；三是对开放性和急性病马一般不予治疗，立即扑杀，尸体应焚烧或深埋。

兽医、饲养员或实验室人员要加强个人防护，以免感染。发现病人时，应在严格条件下进行治疗，痊愈后方能出院。

（周莉媛、李丽、陈敏、杨天俊）

（二）类鼻疽

1. 什么是类鼻疽？

类鼻疽是由类鼻疽伯氏菌引起的一种人兽共患传染病，以受侵害器官化脓性炎症和特征性肉芽肿结节为特征。

2. 类鼻疽主要发生在哪些地区？

类鼻疽属于自然疫源性疾病，其疫源地主要分布于南、北纬 20° 之间的热带和亚热带地区，以东南亚和澳大利亚北部最多见。我国广东、广西、海南、台湾、香港等地区都有本病报道。

3. 类鼻疽和鼻疽有什么区别？

类鼻疽和鼻疽都属于人兽共患病，类鼻疽的临床症状与鼻疽相似，但引起两者感染的病原体不同，易感动物和传播方式也有所区别。

4. 类鼻疽伯氏菌的病原体特性有哪些？

类鼻疽伯氏菌为革兰阴性需氧短杆菌，有鞭毛，能运动，不形成芽孢和荚膜。该菌 25 ~ 27℃生长良好，最适生长温度约 37 ℃，42 ℃仍可生长，在 4 ℃不生长。最适生长 pH 值为 6.8 ~ 7.0。

5. 类鼻疽伯氏菌抵抗力如何？

该菌在自然环境中抵抗力较强，在粪便中能存活 27 天，尿液中能存活 17 天，腐败尸体中能存活 8 天，在水和土壤中可以存活 1 年以上，在自来水中可存活 28 ~ 44 天。在 56℃环境中，10 分钟可将其杀死，各种消毒剂常用浓度可迅速杀灭该菌，但苯酚和甲酚皂溶液的杀菌效果不理想，一般选用 5% 的氯胺 T 溶液作为常规的消毒剂。

6. 哪些动物对类鼻疽易感？

多种哺乳动物对本病易感。家畜中以猪、羊最易感，马、牛的易感性较低，灵长类动物、犬、猫、兔、啮齿动物及禽类也有感染的报道。

7. 类鼻疽有哪些传播途径？

类鼻疽有 5 种传播方式，一是经破损的皮肤直接接触含有致病菌的水或土壤而感染，这是本病传播的主要途径；二是吸入含有致病菌的尘土或气溶胶，经呼吸道感染；三是因食用被污染的食物，经消化道感染；四是被吸血昆虫（蚤、蚊等）叮咬而造成感染；五是人与人间的传播。

8. 类鼻疽的流行有什么特点？

类鼻疽的流行有明显的地区性和一定的季节性，主要在其疫源地流行，在高温多雨季节多发。

9. 人感染类鼻疽有哪些临床表现？

潜伏期一般为 3 ~ 5 天，但也有感染后数月、数年，甚至长达 20 年才发病，即所谓的"潜伏型类鼻疽"。在临床上可分为急性败血型、亚急性型、慢性型及亚临床型4 种。

（1）急性败血型：有败血症和肺脓肿症状，起病急，表现为高热、咳嗽、气喘，伴有腹痛、腹泻、黄疸、肝脾肿大。病死率可超过 90%。

（2）亚急性型：由急性感染消退后形成多处化脓灶，有典型的肺脓肿，表现为间歇性发热、咳嗽、消瘦，胸痛，类似结核。

（3）慢性型：以多发性脓肿为主要特征，病变涉及皮肤、肝、肺、脾、关节、淋巴结等。

（4）亚临床型：流行区中有相当数量的人群受类鼻疽伯氏菌感染但临床症状不明显，血清中可测出特异性抗体。亚临床型患者一般为潜伏型类鼻疽病例，但当有糖尿病等诱因存在时，可有机会发病。

10. 动物感染类鼻疽有哪些临床表现？

类鼻疽伯氏菌对哺乳动物的感染谱较为广泛，但主要感染猪和羊，在临床上多无特异性临床表现。

猪常呈地方性流行，间或可暴发流行。仔猪常呈急性经过，易死亡；成年猪多为慢性经过。临床表现为厌食，发热，呼吸困难或咳嗽，运动失调，鼻、眼流出脓性分泌物，关节及睾丸肿胀。

羊多为慢性经过，少数呈急性经过，表现为发热、厌食、咳嗽、呼吸困难，眼和鼻有分泌物，有时跛行，后躯麻痹，偶有神经症状。公山羊的睾丸和母山羊的乳房常出现结节。

11. 类鼻疽如何诊断?

凡有疫区旅居史的患者出现发热或化脓性疾病(特别是肺脓肿或者空洞性肺结核),都应考虑类鼻疽的可能。确诊本病必须依靠实验室检查。

12. 类鼻疽的实验室诊断方法有哪些?

(1)病原体学诊断方法:利用选择培养基从患者、病畜及环境样品中分离出类鼻疽杆菌。

(2)血清学诊断方法:包括间接血凝试验、乳胶凝集试验、补体结合试验、免疫荧光试验等。

(3)分子生物学诊断方法:包括常规PCR、实时荧光定量PCR等。

13. 对类鼻疽应采取怎样的防治措施?

类鼻疽属于自然疫源性疾病,目前尚无可用的疫苗。主要采取一般的卫生防疫措施进行预防,防止被病原菌污染的水和土壤经损伤的皮肤、黏膜感染人和牲畜。接触患者及病畜时应注意个人防护，接触后应进行皮肤消毒。患者及病畜的排泄物和脓性渗出物应彻底消毒。加强动物检疫和乳肉品卫生检验，从疫源地进口的动物应予以严格检疫，受感染的猪、羊产品应进行无害化处理。加强饲料及水源的管理，做好畜舍及环境卫生工作。疫源地应进行终末消毒，必须采取杀虫和灭鼠措施。发现类鼻疽患者后应立即进行隔离治疗，对可疑感染者应进行医学观察 2 周。

（周莉媛、邓飞、翁周）

第七节　李氏杆菌病

1. 什么是李氏杆菌病？

李氏杆菌病是由李氏杆菌（单核细胞增多性李氏杆菌）引起的人和多种家畜、家禽、啮齿动物共患的散发性传染病。患病家畜和人以脑膜脑炎、败血症、流产为特征；患病家禽和啮齿类动物以坏死性肝炎、心肌炎及单核细胞增多症为特征。

2. 李氏杆菌病的病原体特性是什么？

李氏杆菌是本病的病原体。菌体两端钝圆，多单在，有时排成"V"形或形成短链，革兰染色呈阳性。本菌在普通培养基中可生长，但在临床标本中分离该菌需长期培养和冷增菌法。

3. 李氏杆菌为何也称为"冰箱菌"？

李氏杆菌最佳生长温度是 30 ~ 37℃，但也能在 4 ~ 5℃冷藏条件下良好生长，且毒性更大，因此也被称为"冰箱菌"。

4. 李氏杆菌是食源性致病菌吗？

是。李氏杆菌被 WHO 列为食源性致病菌之一。人类食入被李氏杆菌污染的食物是最常见的病因，在发达国家感染者死亡率为 20% ~ 30%，高于其他食源性疾病。

5. 常规消毒法能将李氏杆菌灭活吗？

李氏杆菌抵抗力较强，可长期存活在土壤、粪便、青贮饲料和干草中。对碱和盐的耐受性较大，在 pH 值为 9.6 的 10% 食盐溶液中能生长，在 20% 食盐溶液中可经久不死。对热和一般消毒药抵抗力不强，一般消毒药可使之灭活，如 2% 石炭酸、70% 酒精 5 分钟，2% 氢氧化钠、2% 福尔马林 25 min 可杀死此菌。

6. 李氏杆菌的主要宿主有哪些？

本病宿主范围很广，已知有 64 种，包括哺乳类、鸟类。自然发病中家畜以绵羊、猪、家兔居多，牛、山羊次之，犬、猫亦可，但很少发生；家禽以鸡、火鸡、鹅较多，鸭很少见；此外，许多野禽、野兽和啮齿动物，特别是鼠类易感，常为本菌的储存宿主。

7. 李氏杆菌病在哪个季节多发？

本病一年四季都可发生，冬春季节多发，个别病例在夏秋季节偶有发生。

8. 李氏杆菌的传染源是什么？

患病动物和带菌动物是该病重要的传染源。患病动物可通过粪、尿、乳汁以及眼、鼻和生殖道分泌物排出细菌。

9. 李氏杆菌的传播途径是什么？

本病可通过消化道、呼吸道、眼结膜、受伤的皮肤、被污染的水、饲料及吸血昆虫传播。粪—口传播是本病主要的传播途径，该病也可通过胎盘或产道感染新生儿，人的眼睛或皮肤与病畜直接接触也可引起局部病变。此外，有养牛人把手伸进牛生殖道而导致感染的报道。

10. 李氏杆菌的流行特点是什么？

本病常呈散发。反刍动物发病主要集中于冬末春初，这与饲料如玉米、青草、谷物和豆科植物青贮时被污染有关。人类李氏杆菌病以新生儿、婴儿、孕妇最易感染，其次为老年人和免疫缺陷者。近年来，人类李氏杆菌病多见于城市居民，农村反而少见，患者多数与动物没有接触史。发病季节多在夏季，与动物发病季节不同。动物性食品污染是人类李氏杆菌病的重要因素。已有不少关于污染的牛奶、奶酪、鸡肉、冷藏食品、蔬菜、熟肉制品等引起人感染李氏杆菌的报道。

11. 人感染李氏杆菌后的临床表现有哪些？

成年人感染后主要表现为脑膜炎或败血症，大多为突然发病，初期症状为发热、头痛、恶心、呕吐。孕妇感染李氏杆菌后可能无症状，也可能会出现发冷或发热、头痛、背部疼痛、喉咙痛、倦怠、寒战、腹泻等类似流行性感冒或泌尿道感染的症状；如果在怀孕初期感染可能会导致流产、早产或胎死腹中；怀孕晚期感染的症状则表现较轻，但分娩时胎儿会受到产道感染，可能在出生后 1 ~ 4 周出现细菌性脑膜炎。

12. 动物感染李氏杆菌后的临床表现有哪些？

牛羊感染初期体温升高 1 ~ 2℃，不久便降至常温。原发性败血症主要见于幼畜，表现为精神沉郁、低头垂耳、流涎、流鼻液、流泪、不随群运动、不听驱使、咀嚼吞咽迟缓等。脑膜炎多发生于成年动物，主要表现为头颈一侧性麻痹，眼半闭甚至视力丧失，做圆圈运动，遇障碍物便抵抗不动，颈项强硬，有的呈角弓反张；后期卧地，呈昏迷状，卧于一侧，强使翻身，可很快翻身但很快又翻过来，直至死亡。妊娠母畜常发生流产。

猪感染表现为初期部分病猪低热、意识障碍，做圆圈运动，无目的行走或自主后退。肌肉震颤、强硬，颈部和颊部尤为明显。口吐白沫，侧卧于地上，四肢游动。有的病猪两前肢或四肢麻痹，不能起立，拖地而行，病程可超过1个月。仔猪多发生败血症，出现体温显著升高、精神高度沉郁、厌食、口渴等表现，有的表现为全身衰弱、僵硬、咳嗽、腹泻、呼吸困难、耳部和腹部皮肤发绀，病程1～3天，病死率高。妊娠母猪常发生流产。

家禽感染常在短时间内死于败血症，表现为精神沉郁、停食、下痢。病程较长的可发生痉挛、斜颈等神经症状。

13. 李氏杆菌病的实验室诊断方法有哪些？

本病临床类型复杂，表现多样，确诊需做进一步实验室检查。

（1）病原体学诊断方法：可采集患者/病畜血液、脑脊髓液、脑、肝、脾等病变组织及流产胎儿胃内容物、母猪阴道分泌物直接涂片镜检、细菌分离培养（接种0.5%～1%葡萄糖琼脂平板或0.05%亚碲酸盐胰蛋白胨琼脂平板）、动物接种（小鼠、豚鼠、家兔）。

（2）血清学诊断方法：一般采用凝集反应，即用李氏杆菌Ⅰ、Ⅱ、Ⅲ三种O抗原作凝集反应，并结合病原体检查，可以检出患者/病畜中隐性或潜伏感染动物。

（3）分子生物学诊断方法：不少学者应用PCR方法鉴定李氏杆菌，该法简单快速。

14. 人或动物感染李氏杆菌病后如何治疗？

大多数抗生素能抑制李氏杆菌的繁殖，早期可大剂量应用磺胺类药物，或与青霉素、四环素、氯霉素等联用，有良好的治疗效果。土霉素、红霉素、利福平、复方磺胺甲噁唑、氟喹诺酮类、克林霉素、万古霉素、头孢噻吩等也有效。

对于延误治疗、严重新生儿败血症或脑炎病人，治疗都难以奏效。

15. 人们在平时生活中如何预防李氏杆菌病？

避免食（饮）用有可能被污染的肉类、奶类等，养成良好的卫生习惯，注意食物的清洗和烹调，食物应经过彻底加热后食用。一旦出现腹泻、呕吐等症状，要及时就医。

16. 畜群如何防控李氏杆菌病？

由于李氏杆菌的血清型较多，且为胞内菌，主要的免疫应答方式是细胞免疫，所以至今尚无有效的疫苗。平时应积极灭鼠驱虫，不从疫区引进动物，发病时采取隔离、消毒、治疗等措施，对病畜的乳、肉及动物产品必须进行无害化处理。

（陈弟诗、杨馨）

第四章　其他人兽共患微生物类传染病

　　导读： 由其他病原微生物如衣原体、立克次体、螺旋体等引起的人兽共患病，由于未被引起足够的重视，不仅大众不了解，临床上也常常因感染不常见而误诊，延误病情。现在，让我们一起来了解这些传染病吧！

第一节　衣原体引起的人兽共患传染病
——鹦鹉热

1. 什么是鹦鹉热?

鹦鹉热又称饲鸟病或鸟疫,是由鹦鹉热衣原体引起的人兽共患传染病。该病主要在多种鸟类之间传播和感染,偶尔由带菌动物传染给人。本病最初多见于玩赏鹦鹉者,故命名为鹦鹉热。人感染后通常表现为高热、恶寒、头痛、肌肉痛、咳嗽等临床特征。

2. 鹦鹉热的病原体是什么?

衣原体是能通过除菌滤器的专性细胞内寄生物,在宿主机体的上皮细胞内以二分裂方式增殖,有其独特的发育周期,嗜碱性染料及革兰染色阴性,在无活细胞培养基上不能增殖。

鹦鹉热的病原体是鹦鹉热衣原体，隶属于衣原体目，衣原体科，衣原体属。衣原体属共有四个种：鹦鹉热衣原体、肺炎衣原体、沙眼衣原体及牛羊衣原体，前三种对人致病，牛羊衣原体尚未发现对人有致病性。

3. 鹦鹉热的传播途径有哪些？

根据相关报道，鹦鹉热衣原体感染禽类，主要由鸟妈妈传播给鸟宝宝（垂直传播），也可以通过患病父母反饲幼鸟进行传播。人类主要是通过直接接触了被感染禽类的羽毛或组织而感染，也可以通过呼吸系统吸入带病原体的气溶胶而感染。

4. 哪些动物容易感染鹦鹉热？

禽类是鹦鹉热衣原体最主要的宿主，从全球范围来看，已经从超过 500 种家禽、宠物禽类、野鸟中发现了鹦鹉热衣原体，其中鸽子和各种类型鹦鹉的感染率相对较高。鹦鹉热衣原体也能感染多种哺乳动物。

5. 哪些人容易感染鹦鹉热?

鹦鹉热感染的高风险人群主要集中在禽屠宰加工线的工人、宠物店员、兽医及鸟类的主人。鹦鹉热衣原体感染人只是偶发现象,人是否感染鹦鹉热主要取决于暴露于病原体的频次、感染途径等,偶尔出现人传人现象。

6. 鹦鹉热的流行情况如何?

尽管大多数国家只报道了少量的鹦鹉热病例,但由于宿主动物(禽类和部分哺乳动物)感染鹦鹉热后较长时间不表现出临床症状,专家们认为实际上存在潜在的未被报道或未被确诊的病例。从全球范围内相关文献报道来看,从临床健康的家禽(如鸭)和伴侣动物(如鹦鹉)中能够分离培养出鹦鹉热衣原体,然而这些家禽和伴侣动物作为鹦鹉热衣原体的储存宿主未引起公众足够的重视,对整个家禽群体和公共卫生安全造成了威胁。

7. 人感染鹦鹉热后有哪些表现?

人感染鹦鹉热的潜伏期为 5 ~ 14 天，人是鹦鹉热衣原体的一个意外宿主，也是终末宿主。人主要通过呼吸道吸入病原体、嘴对喙直接接触、抚摸羽毛、被病鸟啄伤等方式感染。人感染后主要表现为发热、寒战、头疼、肌肉酸痛、乏力并伴有呼吸道症状，其他并发症还包括心内膜炎、心肌炎、肝炎、关节炎、结膜炎、脑炎等。

8. 禽感染鹦鹉热后有哪些表现?

禽感染后临床症状严重程度取决于禽的种类、年龄和衣原体毒株的差异，可引起禽心包炎、肺炎、肝炎、脾炎、气囊炎（如果发生气囊炎，则病程的转归通常为死亡）。鸟类感染后的表现为精神沉郁、食欲减退、背羽粗乱、眼和鼻分泌物增多、腹泻。鸭和火鸡感染鹦鹉热后产蛋率下降 10% ~ 20%，可导致明显的经济损失。

9. 哪些实验室检查可以帮助诊断鹦鹉热?

本病影像学缺乏特异性,最常见斑片状磨玻璃影或大片融合的实变影,沿肺段分布,以下叶受累为主,常合并肝脾肿大。确诊需要依赖实验室检测。细胞培养耗时,对实验室生物安全等级要求高;血清学方法早期诊断价值低,适合回顾性诊断;分子生物学诊断方法如 PCR 可检测鹦鹉热衣原体核酸片段。

10. 鹦鹉热需注意与哪些常见病区别?

因人感染鹦鹉热后可导致肺部感染,所以应与其他导致肺部感染的疾病进行鉴别,包括细菌性肺炎、病毒性肺炎、肺部真菌感染等。

11. 人感染鹦鹉热后如何治疗?

保证患者充分休息、合理饮食,病室保持安静清洁、空气流通。发热患者应卧床休息,进食容易消化的高蛋白、高热量、富含维生素的食物，鼓励患者多饮水。进食困难的患者可通过静脉注射葡萄糖和生理盐水补充机体消耗。重症患者应密切观察神志、呼吸、血压、心率及尿量等临床指标。

鹦鹉热的首选治疗药物为四环素，服药后 1 ~ 2 小时可以退热，缓解症状。另外，还可以使用红霉素、罗红霉素、阿奇霉素、克拉霉素及新氟喹诺酮。这些药物作用强、半衰期较长、组织中浓度高，且有很强的细胞内穿透作用，可有效治疗衣原体感染，适用于大部分人群。有严重肺炎者，可联合使用四环素和喹诺酮类药物治疗。

12. 我们如何预防感染鹦鹉热？

①普通人群应避免与禽类进行不必要的接触。②家禽和鸟类运输前后，应在其饲料中混入四环素，以预防、控制鹦鹉热流行。③养鸟爱好者要注意保持养鸟环境的卫生，每日清洗鸟笼，在清洁粪便时最好戴上口罩和手套，提倡应用"湿式作业"，以免致病微生物扩散到空气中，被人体吸入而感染。④此外，鸟笼应悬挂于室外通风处，

每次赏玩的时间不宜过长。⑤若禽类出现鹦鹉热症状应立即隔离，并及时处理病禽；若人出现相应症状，应立即就医并隔离。

（梁璐琪、裴超信、高露）

第二节　立克次体引起的人兽共患传染病——Q 热

1. 什么是 Q 热？

Q 热是由 Q 热立克次体引起的人兽共患传染病，是一种自然疫源性疾病，可感染哺乳动物、鸟类、爬行动物和节肢动物。人感染后，临床上起病急，表现为高热，多为弛张热伴寒战，严重头痛及全身肌肉酸痛。反刍兽感染后的临床症状比较轻微，但是会引起牛、绵羊和山羊出现流产、产死胎等繁殖障碍。

2. Q 热的病原体是什么？

Q 热的病原体是 Q 热立克次体，是一种广泛分布在野生哺乳动物、家畜和节肢动物中的专门寄生在细胞内的原核细胞型病原体。它进行严格的细胞内寄生，与节肢动物关系密切，进行二分裂繁殖，革兰染色呈阴性，大小介于细菌和病毒之间，吉姆萨染色呈紫色，形态多为球杆状或杆状，在宿主细胞内排列不规则。在某些特定形态下（如孢子状形态），Q 热立克次体可以在细胞外存活甚至可以在环境中累积。

3. 哪些动物易携带 Q 热立克次体？

牛、马、羊、驴等反刍家畜通常被认为是该病最重要的储存宿主，其他如骡、骆驼、犬、猪、啮齿动物和鸽、鹅等家禽均可自然感染。Q 热立克次体感染的持续时间可长达数年，甚至长达整个生命周期。感染的动物大多外观健康，特别是绵羊、山羊和牛等临床携带者，可从排泄物、分泌物中长期排出病原体。患者通常不是传染源，但因其痰中含病原体，可偶尔出现人传染人的情况。

4. 人和动物是如何感染 Q 热的?

蜱是 Q 热最主要的传播媒介,病原体通过蜱在家畜和野生动物中传播。Q 热立克次体在蜱体内可存活很久,且可经卵传代,蜱粪中也含有大量的病原体。Q 热立克次体被动物宿主排至体外后,可迅速变成小的、团块状的、可在外界环境中长期存活的孢子形态,具有较强的耐热、耐旱能力。孢子形态的 Q 热立克次体裹挟在灰尘中,经风进行长距离传播,该形态的病原体具有较强的感染能力,被人体或动物吸入后可以引起发病并表现出临床症状。

人主要通过接触和呼吸道途径感染。

(1)接触传播:是特殊人群感染 Q 热的主要传播途径。兽医、牧民、屠宰场工人、皮革厂工人、乳肉品工人、皮毛加工厂工人、实验室工作者等,以及与病畜(其羊水、胎盘、阴道分泌物等特别具传染性)、胎畜、污染脏器、畜产品、病原体培养物等长期接触的人群,病原体可自皮肤破损处或黏膜进入体内。人被蜱叮咬后,蜱粪中的病原体可通过伤口侵入。

(2)呼吸道传播:是普通人群感染 Q 热的主要传播

途径。病原体自动物体内排出后可成为气溶胶，干蜱粪也可污染尘埃侵入人体。

5. Q 热的流行特点有哪些？

Q 热可感染哺乳动物、鸟类、爬行动物和节肢动物，潜伏期 9 ~ 30 天，多为 17 ~ 20 天。由于家畜多在春季产仔，故春季的发病率相对较高。反刍家畜感染后通常无症状，但可通过分泌物和排泄物向外界排出病原体菌，是 Q 热立克次体最重要的携带者。

Q 热对所有年龄段的人群均易感，但主要发生在 30 ~ 60 岁人群。特殊职业人群（如与病原体接触机会多的兽医、屠宰场工人等）属于暴露人群。

6. 人感染 Q 热后会有哪些临床表现？

人感染 Q 热后的临床表现形式多样，取决于进入体内病原体的数量、株别、个体的免疫力以及基础疾病情况，大致分为以下几种。

（1）自限性发热。这是 Q 热最常见的临床表现形式。不出现肺炎，仅有发热，病程呈自限性，一般为2～14天。

（2）Q热肺炎。临床上可表现为不典型肺炎、快速进展型肺炎和无肺部症状型肺炎三种形式。起病大多较急，也有缓慢起病者；几乎所有患者均有发热，伴有寒意或寒战，体温于2～4天升高为39℃～40℃，呈弛张型；多数患者有明显的头痛；可出现肌肉疼痛（尤以腰肌、腓肠肌为主）、眼结膜充血、腹泻、疲乏、大汗等表现，偶有眼球疼痛、关节痛，无皮疹；大多数患者呼吸道症状并不突出，患者于发病后3～4天出现干咳、胸痛，有少量黏痰或痰中带血；体检时可在肺底闻及少许湿啰音，快速进展型肺炎可查及肺实变的体征。病程一般为10～14天。

（3）慢性Q热。患有免疫缺陷性疾病的人群容易发展成慢性Q热患者。发热常持续数月，临床表现多样化，除易并发心内膜炎、肺炎、肝炎等外，还可伴有肺梗死、心肌梗死、间质性肾炎、关节炎和骨髓炎等，这些并发症可单独或联合出现。

（4）其他表现形式。Q热患者可合并无菌性脑膜炎或（和）脑炎，常有严重的头痛，但脑组织病变并不显著。Q热引起的脑膜炎或（和）脑炎少见，脑脊液中可查及白细胞计数升高，数值从数十到数百甚至上千不等，以单核细胞为主；蛋白质含量通常升高，葡萄糖含量正常。神经系统其他并发症还有肌无力、复发性脑膜炎、视力模糊、行为异常等。Q 热患者偶可发生脊椎骨髓炎、骨髓坏死、溶血性贫血等。此外，孕妇在感染 Q 热后会引起胎盘炎，表现为早产、胎盘发育停滞、自然流产和死胎。

7. 动物感染 Q 热后会有哪些临床表现?

牛、羊等动物感染 Q 热后，主要表现为妊娠晚期流产和繁殖障碍（如早产、产死胎或弱胎），子宫炎和公畜的不孕。由于这些临床症状均出现在感染后期，故不推荐作为动物感染 Q 热的临床诊断依据。

8. Q 热有哪些实验室诊断方法?

（1）血、尿常规检查。仅少部分患者有白细胞计数升高。患者红细胞沉降率（简称血沉）常增快，慢性 Q 热患者的血沉增快尤为显著。发热期可出现轻度蛋白尿，Q 热心内膜炎患者可出现镜下血尿。

（2）血清免疫学试验。人在感染病原体并表现出临床症状后的 15 ~ 21 天，可通过荧光免疫法（IFA）检测 Q 热立克次体抗体，该方法是诊断 Q 热的金标准。还可进行补体结合试验、凝集试验、间接免疫荧光试验和 ELISA 等，特异性很高。

（3）分子生物学检测。PCR 和实时荧光定量 PCR 具有特异性强、灵敏度高的特点，可用于检测 Q 热的急性与慢性感染。

（4）病原体分离。如果有动物出现流产、产死胎等情况，可以采集胎盘，阴道分泌物，流产胎儿的脾脏、肝脏、肺脏或胃内容物进行分离培养。

9. 哪些常见病需与 Q 热鉴别诊断？

主要需与其他立克次体病相鉴别。

10. 感染 Q 热后如何治疗？

Q 热应尽早开始治疗，针对不同临床症状需采用特定的治疗。急性 Q 热一般治疗周期为 2 周，慢性 Q 热治疗周期可长达数年。

Q 热主要以抗生素治疗为主，根据患者的临床表现来确定治疗时间的长短。Q 热最有效的治疗药物是多西环素，此外，四环素与氯霉素对该病也具相当疗效。治疗有效时，血沉逐渐下降，贫血和高球蛋白血症可得到纠正。并发心内膜疾病患者，在药物治疗无效的情况下，建议尽早决定是否需采取手术治疗。

11. 如何预防 Q 热?

（1）非必要尽量避免接触活禽，非必要不饲养鸽子、鹅等并将其当宠物，勤洗手，注意个人卫生等。牛羊奶应煮沸 10 分钟以上才能饮用。

（2）注意家畜、家禽的管理，对病畜分娩期的排泄物、胎盘及其被污染的环境应进行彻底的消毒处理。

（3）屠宰场、肉类加工厂、皮毛制革厂等场所的从业者工作时应佩戴口罩、手套等防护用品，必须严格按防护条例进行工作，工作人员和动物均可接种疫苗，防止交叉感染。

（4）加强灭鼠灭蜱工作。

（5）对患者应进行隔离，痰及大小便应消毒处理。

目前仅有澳大利亚生产和出售人用 Q 热疫苗（Q–VAX）。
我国目前没有开展人用 Q 热疫苗的接种。

（梁璐琪、罗毅、孙小林）

第三节　螺旋体引起的人兽共患传染病
——钩端螺旋体病

1. 什么是钩端螺旋体病?

钩端螺旋体病简称钩体病，是由致病性钩端螺旋体所
引起的一种急性动物源性人兽共患传染病，古称为"打谷
黄""稻疫病"。

2. 钩端螺旋体有哪些种类?

钩端螺旋体简称钩体，种类很多，可分为致病性钩体
及非致病性钩体两大类。目前，我国是世界上发现该病血
清型最多的国家。我国已在人和动物体内分离到 18 个血清
群 75 个血清型的致病性钩体，其中，以黄疸出血群、犬

群、波摩那群、爪哇群、流感伤寒群和七日热群为主。

3. 钩端螺旋体的形态和染色镜检情况如何？

钩端螺旋体是一种细长的螺旋状微生物，菌体有紧密规则的螺旋。需氧，革兰阴性，镜检不易染色，现多用免疫荧光和免疫酶染色观察。菌体纤细，通常为 C 形或 S 形，一端或两端弯曲呈钩状。钩体运动活泼，沿中长轴旋转运动。单弯钩体对人和畜禽致病，双弯钩体无致病性。

4. 钩体在环境中抵抗力强吗？

钩体在水田、池塘、沼泽和碱性环境中生存能力较强，在 pH 值为 7.2 ~ 7.4 的环境中可生存 1 ~ 2 个月。钩体对热、酸、干燥敏感，一般的消毒剂均可将其杀死。

5. 钩体可以感染哪些动物？

钩体可感染多种动物，鼠类是许多菌型的主要储存宿主，其次是猪、牛、犬等家养动物，这些哺乳动物肾脏长期带菌和排菌，污染水源及环境，成为人类钩体病的主要传染源。

6. 钩体病的流行特征有哪些?

钩体病一年四季均可发病，夏秋季为发病高峰期。按流行形式主要分为稻田型、洪水型和雨水型。

（1）稻田型：是我国南方各省主要流行形式。被感染者在参加开垦荒田、荒塘和沼泽地以及积肥等稻田劳动生产时感染发病。主要传染源是鼠类，以黑线姬鼠为主。

（2）洪水型：也是我国南方各省主要流行形式。洪水泛滥时，大片土地和房屋被淹没，常有大批人员因与洪水有较长时间的接触而感染发病，常于洪水后 3 ~ 4 天发病，9 ~ 14 天为流行高峰期，一般 1 个月内流行终止。

（3）雨水型：主要发生于平原低洼地区。大雨后道路、池塘、家畜饲养场、厕所被雨水冲刷，导致病原体扩散，以散发流行为主。

7. 钩体病在我国的流行情况怎样?

钩体病分布广泛，热带、亚热带地区流行严重，我国除新疆、甘肃、宁夏、青海等西北少数省（区）外，其他地区均有散发或流行；南方各省，尤其是西南地区多见。主要流行于6—10月，感染者以青壮年为主，男性多于女性，多发生于农民、渔民、屠宰工人、野外工作者和矿工等人群。

8. 人感染钩体病主要有哪些传播途径？

（1）直接接触传播：带菌动物排泄物污染水、土壤等环境，人接触后经破损皮肤或黏膜侵入人体而感染，是钩体传播的主要方式。

（2）经消化道传播：当人食入被鼠、猪等动物带菌尿液污染的食物，经消化道黏膜入侵体内而感染。

（3）母婴垂直传播：从羊水、胎盘、脐血、乳汁及流产婴儿肝肾组织中也能分离出钩体，说明有母婴垂直传播或先天性感染的可能。

9. 人感染钩体病有何临床表现？

钩体病潜伏期多为7～14天，通常起病急，表现为"寒热酸痛一身软，眼红腿痛淋巴大"。由于钩体菌型复杂、侵犯组织多、受感染个体免疫状态有差异等因素，临床表现多种多样，主要分为流感伤寒型、肺出血普通型及肺弥漫性出血型、黄疸出血型、肾型及脑膜脑炎型。

（1）流感伤寒型：以发热、头痛、全身乏力、肌肉疼痛、眼结膜充血、浅表淋巴结肿大及触压痛、腓肠肌触压痛为其典型临床特征。

（2）肺出血普通型及肺弥漫性出血型：在早期全身感染中毒症状的基础上，有出血、咯血，甚至大咯血，但无明显肺部啰音，循环功能障碍，称为肺出血普通型。在伴有进行性加重的感染中毒症状和败血症表现的同时，出现进行性呼吸困难、心循环缺氧反应和窒息、肺部啰音及胸部 X 线透视或照片呈现双肺弥漫性出血阴影者，称为肺弥漫性出血型。

（3）黄疸出血型：在全身感染中毒症状的基础上，以出现黄疸为基本依据，如病后数日出现皮肤、巩膜黄染、尿色日渐加深。常伴有皮肤、黏膜、腔道出血，或可伴有肺出血。严重者出现明显的肝、肾功能不全或者衰竭。

（4）肾型：在早期全身感染中毒症状的基础上，以出现肾区疼痛，急性期尿中明显出现蛋白质、红细胞、白细胞和管型，少尿或无尿，血液中非蛋白氮和肌酐增高，血二氧化碳结合力降低，以及肾功能不全或衰竭为主要临床特征，而其他重要脏器受损症状轻微。

（5）脑膜脑炎型：除急性期全身感染中毒症状外，还出现剧烈头痛、恶心呕吐、颈痛、颈强直、畏光，尤以全身疼痛显著，小儿早期有皮肤痛觉过敏、坐位低头试验阳性等表现。

$10.$ 动物感染钩体病后有什么症状？

成年猪多发，以急性黄疸为主，表现为发热、厌食，感染后 1 ~ 2 日即可出现皮肤和黏膜发黄，有血尿或茶色尿，病死率高达 90%。仔猪以亚急性和慢性为主，表现为发热、厌食、精神不振、浆液性鼻黏液、眼结膜潮红且后期水肿、头部或全身呈现明显水肿，俗称"大头瘟"。母猪常见流产，流产率可达 70%。

牛和羊症状类似成年猪，多见急性发热，皮肤和黏膜发黄、溃疡或坏死，多在发病后 3 ~ 7 日死亡。奶牛多见亚急性感染，表现为发热、结膜发黄、食欲消退、产奶下降、流产增多。

马、驴、骡也会感染本病，以急性症状多见，但死亡病例少。主要表现为高热、黄疸、食欲减退或不食、精神沉郁等，有的还会出现夜盲症和眼炎。此外，也有梅花鹿感染的报道，主要表现为流产。

犬和猫也是本病的高发群体，急性出血型表现为高热，肺和消化道等实质器官出血，后因呼吸和循环衰竭而死。亚急性黄疸型以发热、尿血、粪便带血为特征，最后死亡。

11. 钩体病如何确诊?

本病主要通过流行病学调查和实验室诊断确诊。

12. 钩体病的实验室诊断方法有哪些?

常用的实验室诊断方法有以下三种。

（1）血常规：血白细胞总数及中性粒细胞增多。

（2）病原体分离：取早期病人血液接种至柯索夫培养基，分离钩体。

（3）血清学检查：凝集溶解试验，效价 1 : 400 以上为阳性；乳凝试验、反向乳凝试验可作快速诊断。

13. 人感染钩体病后怎样治疗？

本病治疗原则是"三早一就"，即早发现、早诊断、早治疗和就地治疗。本病治疗应重视使用有效抗生素及时杀灭机体内病原体，并应强调休息，细心护理，注意营养，酌情补充高热量饮食、液体和电解质。

14. 家畜感染钩体病后怎样治疗？

对感染症状明显的家畜，可以用土霉素拌料连喂 5 ~ 7 天。针对带菌无症状或轻症状的家畜，可用大剂量青霉素治疗，也可用链霉素与土霉素等四环素类抗生素，同时可使用中药配合治疗。

15. 如何预防人感染钩体病？

（1）结合农田基本建设改造疫源地。如山垄田、烂泥田、冷水田、潮田、荒塘，通过开沟排水，减少积水，建立合理排灌系统；减少鼠类栖息场所，结合农耕每年定期和突击性开展灭鼠保粮和灭鼠防病工作。

（2）兴修水利，防治洪涝灾害。在经常发生洪涝灾害的流行区，加固防洪堤，防止洪水泛滥。在水患严重的地区实施退田还湖、移民建镇。

（3）健康教育。在钩体病流行的疫区大力开展钩体病防治知识的宣传教育工作，提倡圈养猪、开展灭鼠等卫生运动。对基层医疗单位和卫生防疫部门加强业务培训，配备实验室诊断设备和相关试剂。

（4）免疫接种。在每年4—5月对易感人群进行疫苗接种。对于支农人员或参加抗洪抢险的人员，应在接种疫苗后15天才能进入疫区工作。

（5）预防服药。对进入疫区短期工作的高危人群，可服用多西环素预防。

16. 如何预防家畜感染钩体病？

（1）针对群体防治，及时隔离带菌畜。无法治疗和饲养的带菌畜及时隔离处理，再及时洗消圈舍和被污染的环境，然后立即使用钩端螺旋体多价苗对健康畜进行紧急预防接种。

（2）应定期做好畜舍、水源和饲料的管理和洗消工作，并做好防鼠、灭鼠工作。尤其是猪群和牛群，要加强饲养管理。

（3）养殖场所应避开洪水和雨水低洼地，对仔猪，可使用弱毒钩体活菌免疫 1 次。对牛群，在雨季和耕作季节应减少耕牛的使用。

（4）对水田施用草木灰、石灰氮等热性肥料，帮助杀灭钩体。定期灭鼠，在田鼠的繁殖季节，增加灭鼠频率。

（陈冬、陈科竹、何宗伟）

参考文献

1. 沈正君，赵玉良，张军，等．狂犬病流行现状及人用狂犬病疫苗研究进展 [J]. 实用预防医学，2020，27（5）：637–641.

2. 周莉，候权书，黄诚，等．布鲁氏菌病的危害与个人防护 [J]. 中国动物检疫，2016，33（6）：52–54+76.

3. 高禄化，康文．流行性乙型脑炎后遗症处理中非医学问题探讨及决策 [J]. 传染病信息，2021，34（3）：277–279.

4. 周显珍，詹国顺，杨丽仙．浅谈人畜共患病的危害及防控 [J]. 畜禽业，2013（2）：12–13.

5. 李翠香．人畜共患病的特点、危害及防治对策 [J]. 基层医学论坛，2006（10）：456–457.

6. 单勤婧，马红荣 . 人畜共患病的公共卫生危害及预防措施 [J]. 当代畜牧，2015（32）：74–75.

7. 中华人民共和国国家卫生和计划生育委员会 . 人感染 H7N9 禽流感诊疗方案（2017 年第 1 版）[J]. 中华临床感染病杂志，2017，10（1）：1–4.

8. 宋东江，胥清 . 人类流感与禽流感的关系 [J]. 中国健康教育，2005，21（1）：35–36.

9. 兰德增，时福礼，畅青霞，等 . 高致病性禽流感 [J]. 生命科学，2005，17（1）：60–63.

10. 杨银凤，姜军华 . 高致病性禽流感综合防控 [J]. 畜牧业环境，2021（23）：52–53.

11. 彭雪丽 . 高致病性禽流感诊断与防治 [J]. 兽医导刊，2021（12）：206.

12. 雷永良，陈秀英，柳付明，等 . 国内首次在鼬獾中检测到狂犬病毒 . 中国卫生检验杂志 [J]. 2008，18（10）：2121–2122.

13. 陈静芳，刘光，金桃，等 . 一起通过器官移植引起的狂犬病毒传播的流行病学和基因特征分析 [C]// 中国微生物学会临床微生物学专业委员会，医学参考报社，宁波大学医学院.第九届中国临床微生物学大会暨微生物学与免疫学论坛论文集，吉林，2018：2.

14. 卫生部疾病预防控制局.狂犬病防治手册 [M].第 2版.北京：人民卫生出版社，2010.

15. 方峰，俞蕙，小儿传染病学 [M].第 5 版.北京：人民卫生出版社，2020.

16. 傅传喜，疫苗与免疫 [M].北京：人民卫生出版社，2020.

17. 夏宪照，罗会明，实用预防接种手册 [M].北京：人民卫生出版社，2012.

18. 国家卫生健康委员会.国家免疫规划疫苗儿童免疫程序及说明（2021 年版）[J].中国病毒病杂志，2021，11（4）：241-245.

19. 马淑娟，钟雪珊，李东亮，等.华南部分地区家猪流行性乙型脑炎病毒感染的流行病学调查 [J].中国公共卫生，2020，36（3）：375-377.

20. 杜程涛.猪 lncRNA 在乙脑病毒增殖过程中的作用及信号通路研究 [D].浙江农林大学，2020.

21. 宋权儒，王玉梅，李杰，等. 宁夏部分养猪场流行性乙型脑炎流行病学调查 [J]. 甘肃畜牧兽医，2018，48（2）：63–67.

22. 卫生部传染病标准专业委员会. 流行性乙型脑炎诊断：WS 214—2008[S]. 北京：人民卫生出版社，2009.

23. 舒黄芳，王可艺，刘社兰，等. 尼帕病毒病预防与控制研究进展. 中华流行病学杂志 [J]，2022，43（2）：286–291.

24. 宋有涛，宋效中. 疯牛病防治技术与政策比较研究 [M]. 沈阳：辽宁科学技术出版社，2013.

25. 史怀平，杨增岐，刘希成. 朊病毒研究进展 [J]. 动物医学进展，2004，（5）：12–14.

26. 李国际. 疯牛病的研究与预防 [J]. 农家致富顾问，2016（12）：2.

27. 柳增善，卢士英，崔树森. 人兽共患病学 [M]. 北京：科学出版社，2014.

28. 李兰娟，任红. 传染病学 [M]. 北京：人民卫生出版社，2021.

29. 周贵 . 浅谈牛结节病的治疗与预防 [J]. 兽医导刊，2021（22）：2.

30. 景志忠，贾怀杰，陈国华，等 . 牛结节性皮肤病的流行现状与传播特征及其我国的防控策略 [J]. 中国兽医科学，2019，49（10）：8.

31. 谢惠安 . 现代结核病学 [M]. 北京：人民卫生出版社，2000.

32. 卫生部疾病预防控制局，卫生部医政司，中国疾病预防控制中心 . 中国结核病防治规划实施工作指南 [M]. 北京：中国协和医科大学出版社，2009.

33. 文心田，于恩庶，徐建国，等 . 当代世界人兽共患病学 [M]. 成都：四川科学技术出版社，2011.

34. 陆承平，吴宗福 . 猪链球菌病 [M]. 北京：中国农业出版社，2015.

35. 陆承平，刘永杰 . 兽医微生物学 [M]. 北京：中国农业出版社，2021.

36. 王萧，张永斌 . 人兽共患病 [M]. 武汉：湖北科学技术出版社，2017.

37. 徐雪萍 . 人兽共患病防治手册 [M]. 北京：金盾出版社，2015.

38. 陈溥言 . 兽医传染病学 [M]. 第 5 版 . 北京：中国农业出版社，2006.

39.Kaleta EF, Taday EM. Avian host range of Chlamydophila spp. based on isolation，antigen detection and serology[J]. Avian pathology, 2003, 32（5）: 435–462.

40.Knittler MR, Sachse K. Chlamydia psittaci: update on an underestimated zoonotic agent[J].Pathogens and Disease, 2015, 73（1）: 1–15.

41.Hogerwerf L, Roof I, de Jong MJ, et al. Animal sources for zoonotic transmission of psittacosis: a systematic review[J]. BMC Infectious Diseases, 2020, 20（1）: 1–14.

42.Lin W, Chen T, Liao L, et al. A parrot–type Chlamydia psittaci strain is in association with egg production drop in laying ducks[J].Transboundary and Emerging Diseases, 2019, 66（5）: 2002–2010.

43.Shivaprasad HL, Carnaccini S, Bland M, et al. An Unusual Outbreak of Chlamydiosis in Commercial Turkeys

Involving the Nasal Glands[J].Avian Diseases, 2015, 59（2）: 315-322.

44.Wang X, Zhang NZ, Ma CF, et al. Epidemiological investigation and genotype of Chlamydia exposure in pigeons in three provinces in northern China[J].Vector-Borne and Zoonotic Diseases, 2018, 18（3）: 181-184.

45. Mattmann P, Marti H, Borel N, et al. Chlamydiaceae in wild, feral and domestic pigeons in Switzerland and insight into population dynamics by Chlamydia psittacimultilocus sequence typing[J]. PLoS One, 14（12）: e0226088.

46.Radomski N, Einenkel R, M ü ller A, et al. Chlamydia-host cell interaction not only from a bird's eye view: some lessons from Chlamydia psittaci[J].FEBS Letters, 2016, 590（21）: 3920-3940.

47.Li J, Guo W, Kaltenboeck B, et al. Chlamydia pecorum is the endemic intestinal species in cattle while C. gallinacea, C. psittaci and C. pneumoniae associate with sporadic systemic infection[J]. Veterinary Microbiology, 2016, 193: 93-99.

48.Taylor-Brown A, Polkinghorne A. New and emerging

chlamydial infections of creatures great and small[J].New Microbes and New Infections, 2017, 18: 28–33.

49.Robertson T, Bibby S, O'Rourke D, et al. Identification of chlamydial species in crocodiles and chickens by PCR–HRM curve analysis[J].Veterinary Microbiology, 2010, 145（3–4）: 373–379.

50.Vanrompay D, Ducatelle R, Haesebrouck F. Chlamydia psittaci infections: a review with emphasis on avian chlamydiosis[J].VeterinaryMicrobiology, 1995, 45（2–3）: 93–119.

51.Rybarczyk J, Versteele C, Lernout T, et al. Human psittacosis: a review with emphasis on surveillance in Belgium[J]. Acta ClinicaBelgica, 2020, 75（1）: 42–48.

52.Feng Y, Feng YM, Zhang ZH, et al. Prevalence and genotype of Chlamydia psittaci in faecal samples of birds from zoos and pet markets in Kunming.Yunnan, China[J]. Journal of Zhejiang University–Science B, 2016, 17（4）: 311–316.

53.Dean D, Rothschild J, Ruettger A, et al. Zoonotic Chlamydiaceae species associated with trachoma, Nepal[J].

Emerging Infectious Diseases, 2013, 19（12）: 1948.

54.Dumke R, Schnee C, Pletz MW, et al. Mycoplasma pneumoniae and Chlamydia spp. infection in community-acquired pneumonia, Germany, 2011–2012[J]. Emerg Infect Dis, 2015, 21（3）:426–434.

55.Committee of the National Association of State Public Health Veterinarians. Compendium of measures to control Chlamydia psittaci infection among humans（psittacosis） and pet birds（avian chlamydiosis）[J]. MMWR Recommendations and reports, 49（RR–8）: 3–17.

56.McGuigan CC, McIntyre PG, Templeton K. Psittacosis outbreak in Tayside, Scotland, December 2011 to February 2012[J].Eurosurveillance, 2012, 17（22）: 20186.

57.Wallensten A, Fredlund H, Runehagen A. Multiple human–to–human transmission from a severe case of psittacosis, Sweden, January–February 2013[J].Eurosurveillance, 2014, 19（42）: 20937.

58.Seshadri R, Paulsen IT, Eisen JA, et al. Complete genome sequence of the Q–fever pathogen Coxiella burnetii[J].

Proc Natl Acad Sci USA, 2003, 100（9）:5455-5460.

59.European Centre for Disease Prevention and Control. Risk assessment on Q fever[EB/OL].（2020-05-24）[2022-12-23] https://www.ecdc.europa.eu/sites/default/files/media/en/publications/Publications/1005_TER_Risk_Assessment_Qfever.pdf.

60. Anderson A, Bijlmer H, Fournier PE, et al. Diagnosis and management of Qfever-United States, 2013: recommendations from CDC and the Q Fever Working Group[J]. MMWR Recommendations and Reports, 2013, 62（RR-3）: 1-30.

61.Guatteo R, Beaudeau F, Joly A, et al. Coxiella burnetii shedding by dairy cows[J]. Vet Res, 2007, 38（6）: 849-860.

62. Rousset E, Berri M, Durand B, et al. Coxiella burnetii shedding routes and antibody response after outbreaks of Q fever-induced abortion in dairy goat herds[J]. Appl Environ Microbiol, 2009, 75（2）: 428-433.

63.Arricau-Bouvery N, Souriau A, Bodier C, et al. Effect of vaccination with phase I and phase II Coxiella burnetii vaccines in pregnant goats[J]. Vaccine, 2005, 23（35）: 4392-4402.

64.De Cremoux R, Rousset E, Touratier A, et al. Coxiella burnetii vaginal shedding and antibody responses in dairy goat herds in a context of clinical Q fever outbreaks[J]. FEMS Immunol Med Microbiol, 2012, 64（1）: 120-122.

65.Guatteo R, Seegers H, Joly A, et al. Prevention of Coxiella burnetii shedding in infected dairy herds using a phase I C. burnetii inactivated vaccine[J]. Vaccine, 2008, 26（34）: 4320-4338.